Aus dem Seminar für soziale Medizin an der Universität Bonn

Über

nervöse Erkrankungen nach Eisenbahnunfällen

Mit besonderer Berücksichtigung ihrer Beeinflussung durch Kapitalabfindung bezw. Rentenverfahren

Von

Dr. med. Paul Horn

in Bonn

mit einem Vorwort von

Dr. Th. Rumpf

Geh. Med.-Rat und Professor an der Universität Bonn

Bonn 1913

A. Marcus und E. Webers Verlag

Dr. jur. Albert Ahn

Druck von Julius Beltz, Hofbuchdrucker, Langensalza.

Vorwort.

Wer für Gerichte oder Behörden oder in ärztlichen Schiedsgerichten über nervöse Erkrankungen nach Eisenbahnunfällen als ärztlicher Gutachter zu urteilen hat, wird es als eine Lücke empfunden haben, daß über den Verlauf derartiger Erkrankungen nur wenig eingehende Beobachtungen und Statistiken vorliegen. Es gilt dies zum Teil für alle nach Unfällen auftretenden nervösen Erkrankungen. Bei allen Versuchen, diese Lücke auszufüllen, wird es aber notwendig sein, auch eine schärfere Charakteristik der einzelnen Krankheitsbilder vorzunehmen und besonders die verschiedenen psychisch bedingten Störungen genauer zu umgrenzen. Erst im Anschluß an diese Fälle kann man dem Studium solcher Fälle sich zuwenden, bei welchen die Folgen körperlicher Verletzungen neben den psychischen Störungen eine Rolle spielen.

Das größte Material von Erkrankungen wesentlich psychischer Art findet sich unter den Erkrankungen nach Eisenbahnunfällen. Erichsen hat als erster diese Affektionen als Railway-spine beschrieben. Aber schon von Erichsen und in der Folge von anderen Autoren sind unter dieser Bezeichnung mannigfache verschiedene Krankheitsbilder zusammengefaßt worden. Erb, Leyden und viele andere Autoren, auch ich selbst, haben auf Grund vereinzelter Erfahrungen teilweise unter der Bezeichnung commotio cerebrospinalis derartige verschiedene, aber in bezug auf die Ätiologie ähnliche Erkrankungen geschildert. Vielleicht wurde die ältere Erfahrung nicht genügend berücksichtigt, daß bei Einwirkung der gleichen Schädlichkeit infolge eines Eisenbahnunfalls einzelne erkrankten, während andere, welche schliefen, gesund blieben. Diese Beobachtung hätte sofort auf die rein psychische Entstehung mancher dieser Krankheitsbilder hinweisen müssen. Indessen hat in Deutschland erst Moeli dem psychischen Moment in der Pathologie der traumatischen Erkrankungen eine wesentliche Rolle zugeschrieben. In Frankreich hat Charcot die nach Traumen entstehenden Krankheiten des Nervensystems als rein hysterische geschildert, während von vielen Autoren an dem von Oppenheim ursprünglich gewählten Namen traumatische Neurose für die verschiedensten Fälle festgehalten wurde.

Binswanger betont in seinem großen Werk in Nothnagels spezieller Pathologie und Therapie gerade das psychische Moment, trennt es aber nicht scharf von molekularen Schädigungen der Großhirnrinde.

Das Zusammenfassen differenter Krankheitsbilder in eine größere Gruppe erklärt sich zum Teil vielleicht dadurch, daß der einzelne Arzt meist von einer kleinen beschränkten Krankenzahl aus urteilte, zum Teil daraus, daß in den durch Unfälle entstandenen Krankheitsfällen immer wieder gewisse gemeinsame Eigentümlichkeiten sich dem Beurteiler aufdrängen. Ich freue mich aber, aus einem persönlichen Gespräch mit dem um die Kenntnis der traumatischen Nervenkrankheiten so verdienten Kollegen Oppenheim ersehen zu haben, daß er selbst einer weiteren Differenzierung der einzelnen Krankheitsbilder sehr sympathisch gegenübersteht.

In neuerer Zeit hat Dubois allerdings eine Anzahl nervöser Krankheitsbilder, später mehr die Hysterie allein, als eine Krankheit des Vorstellungslebens umschrieben, hat ihr aber durch Hinzufügung teils der Neurasthenie und wirklicher Psychosen, teils einer gewissen psychischen Minderwertigteit eine bedenkliche und meines Erachtens nicht völlig berechtigte Erweiterung gegeben. So berechtigt ich für die Hysterie die Auffassung Dubois' von der sinnlichen Impressionabilität in nosologischer und therapeutischer Hinsicht halte, so möchte ich letztere doch nicht ohne weiteres mit psychischer Minderwertigkeit identifizieren. Würde man in dieser Auffassung Dubois folgen, so könnte die künstlerische und wissenschaftliche Impressionabilität, welche dem beschränkten Menschen so häufig krankhaft erscheint, leicht der Pathologie zugerechnet werden. Ich will gewiß nicht leugnen, daß pathologische Prozesse bei Künstlern und Gelehrten häufig mit der gesteigerten Geistestätigkeit sich verknüpfen, aber es braucht doch nicht der Fall zu sein. Schwere Katastrophen, von welchen der einzelne oder eine größere Zahl von Menschen betroffen wird, sind jedenfalls geeignet, auch bei solchen Menschen psychische

Alterationen hervorzurufen, welche im übrigen Leben nicht als minderwertig betrachtet werden können.

Im allgemeinen bringt es die Beeinflussung durch die Schule und eine gewisse Bequemlichkeit mit sich, daß wir uns mit der älteren Einteilung der Neurosen in Neurasthenie, Hysterie, Hypochondrie usw. vielfach begnügen. Daß diese Trennung nicht genügt, dürften die nachfolgenden Untersuchungen zeigen. Die mit psychischen Funktionen verknüpften Krankheiten bieten eine solche Fülle von Variationen, daß es nicht leicht fällt, sie in wenigen schematischen Formeln unterzubringen.

Jedenfalls wird zur weiteren Klärung die Zusammentragung einer großen Zahl gut untersuchter und in ihrem Verlauf verfolgter Krankheitsfälle mit Berücksichtigung der differenten Krankheitsbilder erwünscht sein. Denn neben der schärferen Umgrenzung dieser darf die Frage nach der Prognose des Einzelfalls eine hervorragend praktische Bedeutung beanspruchen. Wie verschieden die Anschauungen sind, geht daraus hervor, daß F. Schultze und Stursberg (auf Grund älterer und neuerer Untersuchungen) unter 54 Fällen von traumatischer Neurasthenie 27,7 %, unter 27 Fällen von traumatischer Hysterie 25,9 % Heilung finden, während Billstroem bei 90 % seiner Fälle Heilung eintreten sah.

Ich habe mir deshalb seit längerer Zeit die Aufgabe gestellt, mit meinen Assistenten mein eigenes Material einer eingehenden Untersuchung zu unterziehen. Unter diesem befinden sich seit Jahren viele Fälle, deren Erkrankung auf einen Eisenbahnunfall zurückgeführt werden muß. Mit Rücksicht auf die hierbei vorwiegende Beteiligung der Psyche habe ich mit der Bearbeitung der Eisenbahnunfälle an erster Stelle begonnen. Um aber nicht aus einem kleinen Material zu weitgehende Schlüsse zu ziehen, habe ich die Kgl. Eisenbahn-Direktion in Elberfeld veranlaßt, mir ihr gesamtes Material von nervösen Erkrankungen nach Eisenbahnunfällen aktenmäßig zum Studium zur Verfügung zu stellen. Die K. E. D. hat diesen Gedanken um so wärmer aufgegriffen, als sie aus dem Verlauf einzelner hochentschädigter Eisenbahnunfälle den Eindruck gewonnen hatte, daß der Staat sehr häufig durch Übertreibung geschädigt werde. Weiterhin haben die K. E. D. in Essen, Saarbrücken, Münster und Köln durch Übersendung ihrer Akten die Erweiterung der Untersuchungen ermöglicht.

Allen diesen Behörden, insbesondere aber der Königlichen Eisenbahndirektion in Elberfeld, möchte ich für die rege Unterstützung meinen und meines Assistenten Dank aussprechen. Ich glaube aber mit Recht sagen zu können, daß die praktischen Resultate der Arbeit das warme Interesse der staatlichen Behörden rechtfertigen.

Um über den Verlauf des einzelnen Krankheitsfalls Klarheit zu gewinnen, bedurfte es außerdem der Mitarbeit der deutschen Ärzte. An jeden einzelnen Arzt, welcher in der Behandlung, Untersuchung und Begutachtung eines Verletzten tätig war, wurde ein eingehender Fragebogen über das subjektive und objektive Befinden, sowie die Arbeitsfähigkeit des betreffenden gesandt. Der Fragebogen enthielt auch den Passus, ob der betreffende Patient etwa in der Behandlung eines anderen Arztes stehe. Mit großer Bereitwilligkeit hat die weitaus größere Mehrzahl der Ärzte geantwortet. Außerdem wurden in jedem Falle die Behörden, vereinzelt auch die Vorgesetzten der früher Kranken, um Auskunft gebeten.

Allen diesen Mitarbeitern möchte ich an dieser Stelle herzlich danken.

Die Ausführung der Untersuchungen hat unter meiner Beteiligung mein Schüler und jetziger Assistenzarzt, Herr Dr. Horn, bereitwilligst übernommen, und die gestellte Aufgabe, wie ich glaube, in befriedigender Weise gelöst.

Th. Rumpf.

Inhaltsverzeichnis.

I. Bisherige Anschauungen über die Prognose nervöser Unfallfolgen.

Wenn über die Prognose der nervösen Erkrankungen nach Unfällen, speziell nach Eisenbahnunfällen, noch keine feststehenden, allgemeingültigen Anschauungen sich entwickelt haben, sondern die Ansichten der Ärzte und insbesondere der Gutachter oft noch in ganz erheblichem Maße auseinandergehen, so mag dies zum großen Teil darin seinen Grund haben, dass die Frage nach dem weiteren Verlauf derartiger Erkrankungen in dem jahrelangen Streit der Meinungen über Wesen, Entstehung und Symptomatologie nervöser Unfallfolgen, sowie über ihre Abgrenzung gegenüber Simulation fast völlig in den Hintergrund trat. Erst in den letzten Jahren hat man begonnen, an Hand des inzwischen angesammelten Materials diese vor allem praktisch so überaus wichtige Frage einer eingehenderen Erörterung zu unterziehen.

In der älteren Literatur finden sich zwar hier und da kasuistische Beiträge, sowie meist kurze, mehr allgemein gehaltene Angaben im Anschluß an symptomatologische Erörterungen; doch gehören die größeren Arbeiten über diesen Gegenstand sämtlich erst der neuesten Zeit an. Überblickt man die bisher in der Literatur niedergelegten Angaben, so findet sich, daß im allgemeinen mit der Wandlung der Anschauungen über das Wesen der nervösen Unfallfolgen auch eine Modifikation der Prognosebeurteilung einhergegangen ist.

Die älteren Autoren: Erichsen, Leyden, Erb, Bernhardt, Rigler faßten die ursprünglich mit dem Namen „railway spine" belegten nervösen Störungen als auf organisch bedingten Veränderungen des Rückenmarks beruhend auf. Erichsen schreibt in seiner 1866 veröffentlichten Arbeit „On railway and other injuries of the nervous system" — deutsche Übersetzung von Kelp, Oldenburg 1868, Seite 112 —: „Das ganze Gefolge der Nervenerscheinungen, welche durch Stoßen, Schütteln und Schlagen gegen den Körper entstehen und welche .... für die sogen. Rückgratserschütterung als charakteristisch beschrieben sind, ist in der Wirklichkeit als der Entzündung der Rückgratshäute und des Marks angehörend zu betrachten.“ Er hielt also die nach Unfällen auftretenden nervösen Erscheinungen für recht ernster Natur und äußerte sich dementsprechend auch bezüglich der Prognose, daß die Rückgratserschütterung sofort oder allmählich zum Tode führen könne, wenngleich die Möglichkeit einer vollkommenen Wiederherstellung „nicht zu bezweifeln“ sei, „wenn die Symptome das erste Stadium nicht überschritten, wenn keine Entzündung in Mark und Häuten stattgefunden hat und wenn der Patient sonst jung und gesund ist.“

In der Folgezeit wurde das in Rede stehende Krankheitsbild besonders durch Moeli erheblich erweitert und modifiziert, der nachwies, daß die Symptome der Erkrankung nicht bloß spinaler, sondern häufiger noch zerebraler, speziell psychischer Natur seien, insofern bei ihrem Zustandekommen nicht nur der mechanischen Erschütterung, sondern auch dem bei dem Unfalle einwirkenden Schreck und der Erregung eine nicht zu unterschätzende Bedeutung beizumessen sei. Moeli folgten Wilks, Putnam, Thomsen und Oppenheim. Bezüglich der Prognose äußerte sich Oppenheim[44] dahin, daß ihm „bisher kein Fall begegnet sei, in welchem eine komplette Heilung eingetreten wäre . . . und „daß auch, wenn die Entschädigungsangelegenheiten vollkommen geregelt sind, der Zustand häufig unverändert bleibt.“ In seiner 1889 erschienenen „die traumatischen Neurosen“ betitelten Arbeit, die den Ausgangspunkt für den in den nächsten Jahren entbrennenden Streit über symptomatologisch-differentialdiagnostische Fragen bildete, vertrat Oppenheim[45] dann den Standpunkt, dass vollständige Heilung „selten“, wesentliche Besserung bei „geeignetem Regime“ „nicht ungewöhnlich“ sei, betonte aber, daß die Zahl derjenigen, bei denen auch nach Beendigung des Rechtsstreites das Leiden unverändert seinen Fortgang nehme, größer sei als die Zahl der Gebesserten resp. Geheilten.

Von den aus den nächsten Jahren vorliegenden Äußerungen über die Prognose nervöser Unfallfolgen dürfte besonders das in der Monatsschrift für Unfallheilkunde IV. Jahrgang mitgeteilte Obergutachten der medizinischen Fakultät der Universität Berlin vom 5. Mai 1891 bemerkenswert sein, in dem es u. a. heißt: . . . „daß die Erfahrungen bezüglich der Wiederherstellung bis jetzt allerdings, wie die meisten Autoren angeben, keine günstigen sind. Fälle von Heilung sind nur wenige und nach langem Verlauf bekannt geworden." Als mitwirkende Ursache für das ungünstige Ergebnis werden angegeben „die mit der Geltendmachung der Entschädigungsansprüche verbundenen Umstände, das diesen Kranken entgegengebrachte Mißtrauen und die daraus hervorgehende Art der Behandlung." Ferner fällt der Krankheitsbeginn zusammen mit der „Sorge, ihren Klagen Berücksichtigung, ihrer Krankheit Anerkennung zu verschaffen. Die bis jetzt gewonnenen Erfahrungen über den weiteren Verlauf des Leidens sind daher nicht ganz rein und es ist nicht unmöglich, daß sich dieselben bei Wegfall des eben erörterten, die pekuniäre Ursache komplizierenden Momentes günstiger gestalten würden."

Eine nicht unerhebliche prognostische Bedeutung wird also rein psychischen Momenten zugeschrieben. Es entspricht dies den Anschauungen, die seit den klassischen Untersuchungen Charcot's[13] über das Wesen der von ihm als traumatische Hysterie aufgefaßten Erkrankungen mehr und mehr sich Geltung verschafften und die in der Folge bis auf den heutigen Tag mit mehr oder weniger weitgehenden Änderungen sich behauptet haben. Im allgemeinen machte sich, seitdem man die nervösen Erscheinungen nach Unfällen nicht mehr als organische, sondern als rein funktionelle Leiden anzusehen begonnen hatte, die Tendenz geltend, dementsprechend auch die Heilungsaussichten günstiger zu beurteilen. Nichtsdestoweniger war man in der Prognosestellung mit Recht sehr zurückhaltend, handelte es sich doch um Erkrankungen, über deren weiteren Verlauf ein größeres Erfahrungsmaterial nicht vorlag. Statistische Angaben größeren Umfanges fehlten in der Literatur vollständig und das eigene Material war wohl meist nicht groß genug, um ein einigermaßen sicheres Urteil über den vermutlichen Verlauf im einzelnen Falle zu gestatten. Dazu kam, daß man hin und wieder, sei es in der Literatur, sei es in der eigenen Praxis, von nervösen Unfallpatienten hörte, deren Beschwerden trotz aller angewandten Therapie jahrelang unverändert zu bleiben und die infolgedessen für das soziale Leben auf absehbare Zeit verloren zu sein schienen. Andererseits wurden jedoch Fälle bekannt, die z. T. sogar überraschend schnell zur völligen Ausheilung gelangten. Es waren dies einmal solche Fälle, in denen Entschädigungsansprüche überhaupt nicht in Frage kamen, zum anderen solche, wo die Entschädigungsfrage ihre definitive Erledigung gefunden hatte. Immerhin kamen gelegentlich auch Fälle zur Beobachtung, in denen trotz fehlender Entschädigungsansprüche die Ausheilung erst nach Jahren oder auch überhaupt nicht eintrat. So berichtete Flatau[20] über 3 Fälle aus der Oppenheim'schen Poliklinik, bei denen keine Rentenansprüche erhoben, „Begehrungsvorstellungen" also nicht im Spiele waren, deren Verlauf sich aber „äußerst hartnäckig" gestaltete. Unter diesen ungewissen Verhältnissen erscheint die in den 90er Jahren ziemlich allgemein von den Gutachtern geteilte Ansicht, bei der Beurteilung des voraussichtlichen weiteren Krankheitsverlaufes sich große Reserve auferlegen zu müssen, durchaus verständlich. Gar zu leicht scheint aber bei einem großen Teil der Gutachter über die Prognose nervöser Unfallfolgen eine allzu düstere Anschauung sich festgesetzt zu haben; denn wenn man ältere Unfallakten durchsieht, so findet man in den damals ausgestellten Gutachten häufig genug die geradezu verhängnisvolle Ideenverbindung: Unfall — traumatische Neurose — dauernde Invalidität. Richter[49], der 3 Fälle von „traumatischer Neurose," wie man seit Oppenheim vielfach nervöse Unfallerkrankungen zu benennen pflegte, veröffentlichte, äußerte sogar die Ansicht, daß die traumatischen Neurosen „nicht selten" in der Weise verliefen, daß sie den Kranken schließlich in die Irren- oder Pflegeanstalt brächten.

Weniger pessimistisch äußerte sich Fr. Schultze[59] in seiner Arbeit „Weiteres über Nervenerkrankungen nach Trauma", indem er sagt, daß „die Prognose bei Unfallerkrankungen keineswegs so schlecht gestellt zu werden braucht, als das vielfach geschieht. Für manche Ärzte erscheint die Diagnose der traumatischen Neurose geradezu als ein Todesurteil; die von ihr betroffenen Menschen sind rettungslos verloren". Ähnlich urteilt auch Sänger[56], der gleichfalls die nervösen Unfallfolgen als „prognostisch durchaus nicht so infaust" ansah, wie es früher im allgemeinen der Fall war.

Bruns[11] hingegen bemerkt bezüglich der Prognose: „Man kann sie im allgemeinen als eine ungünstige bezeichnen, wenn sie auch nicht ganz so ungünstig ist, wie sie uns zuerst . . . erschien." . . . „Eine volle Heilung ist jedenfalls selten". Bruns macht dann noch weitere Unterschiede bezüglich der verschiedenen, unter dem Namen Unfallneurosen zusammengefaßten Krankheitsformen. Für „absolut infaust" hält er die Prognose „bei den alten Unfallsneurotikern, bei denen sich die Begehrungsvorstellungen zu einer unüberwindlichen Macht entwickelt haben und die sich infolge des Kampfes um ihre Rente . . . zu verbissenen Querulanten entwickelt haben". Auch bei den sogenannten „Mischformen" ist seiner Ansicht nach therapeutisch nur sehr wenig zu erreichen. Die Prognose der reinen Neurasthenie nach Unfall hält er für „etwas besser", während er beim Überwiegen hypochondrischer Elemente die Heilungsaussichten ungünstiger beurteilt. Dagegen erscheint ihm die Prognose bei reiner Hysterie nach Trauma besser als bei den neurasthenischen und hypochondrischen Zuständen.

Sachs und Freund[54] sagen: „Eingewurzelte Hysterien nach Unfällen . . . geben eine sehr schlechte Prognose". Etwas günstiger beurteilen sie die Schreckneurosen und die Neurosen des Herzens und der Atmung, am günstigsten noch die Neurasthenie und z. T. auch die neurastheniformen Erscheinungen nach Schädeltraumen. Dagegen geben ihrer Ansicht nach die schweren Hypochondrien eine recht schlechte Prognose, während sie die leichten hypochondrischen Zustände als einer Beeinflussung zugängig erachten. Bailey[3], der 9 Fälle von traumatischer Hysterie über die Erledigung der Entschädigungsansprüche hinaus verfolgte, kommt zu dem Schlusse, daß die Prognose der traumatischen Hysterie im allgemeinen durchaus ungewiß sei und daß nach Befriedigung der Ansprüche durchaus nicht immer Wiederherstellung eintrete. Nach Wassermeyer[71], der u. a. über das weitere Schicksal von 21 funktionell-nervösen Unfallpatienten — sämtlich Rentenempfänger — berichtet, die in den Jahren 1889—1894 in der Bonner medizinischen Universitäts-Klinik untersucht worden waren, konnten z. Zt. der Publikation als geheilt angesehen werden 9,5 %, als gebessert 28,5 %, als unverändert 33,3 %, als verschlimmert 28,5 %. Verhoogen[70] teilte 5 Fälle von traumatischer Hysterie mit, wovon nur 1 als definitiv geheilt und 4 als unverändert (nach 2, 18, 2, 8 Jahren) anzusehen waren. Im ersteren Falle handelte es sich um einen Patienten mit hysterischer Paraplegie der unteren Extremitäten, der nach langem Prozessieren eine Abfindung von 40 000 Francs erhalten hatte. Die unveränderten Fälle betreffen 2 mal pensionierte Beamte, 1 mal einen Patienten mit hoher Abfindungssumme und 1 mal einen Patienten, bei dem Entschädigungsansprüche nicht in Frage kamen. Ebenfalls über 5 Fälle, von denen nur 1 als geheilt anzusehen war, berichtete Francotte[21] und kam danach zu der Ansicht, daß die Restitutio ad integrum überhaupt zu den Ausnahmen gehöre. Nach Huguenin[33] ist die Prognose bei Degenerierten „ganz gewiß eine schlechte“, auch die sogenannten Kommotionsneurosen sollen nach ihm eine schlechte Prognose abgeben, desgleichen posttraumatische Psychosen, Hypochondrien und Hysterien, besonders solche mit Lokalsymptomen an den Verletzungsstellen (Lähmungen, Anästhesie, Kontrakturen, Zittern usw.). Für prognostisch noch am günstigsten hält Huguenin die einfachen Neurasthenien nach Trauma, „aber immer zögert die Genesung lange.“ Auch nach Gaupp[29] ist die Prognose „im ganzen überhaupt schlecht.“ Kraus[34] äußert sich bezüglich der Prognose folgendermaßen: „Vollständige Heilung ist ziemlich selten. Am besten ist noch die Prognose bei (reiner) Hysterie nach Trauma; hypochondrische Elemente, besonders aber Psychosen, verschlechtern die Vorhersage. Die beste Therapie ist, wenn sie halbwegs möglich, die allmähliche Wiedergewöhnung an die Arbeit. Wichtigkeit des Vergleichsabschlusses. Anstaltsbehandlung.“ Nach A. Westphal[73] pflegen die traumatisch bedingten Neurosen „ungemein hartnäckig‘, zu sein „und allen therapeutischen Bemühungen zu trotzen.“ Strümpell[68] sagt: „Gerade die Unfallneurosen geben, wie es scheint, eine besonders ungünstige Prognose,“ scheint aber von der einmaligen Kapitalabfindung einen günstigen Einfluß zu erwarten.

Die im großen und ganzen pessimistische Beurteilung der weiteren Krankheitsgestaltung hat also auch noch im letzten Jahrzehnt sich behauptet, wenngleich nach dem Bekanntwerden einer immer größeren Zahl besonders nach Kapitalabfindung geheilter Fälle allmählich doch eine etwas günstigere Auffassung bezüglich der Heilungsaussichten Platz gegriffen zu haben scheint. Immerhin ist es nach wie vor für den Gutachter eine schwierige und verantwortungsvolle Aufgabe geblieben, in Fällen, bei welchen eine Abfindung auf Grund gutachtlicher Schätzung geplant ist, ein oft entscheidendes Urteil darüber abzugeben, wielange die durch die nervösen Unfallfolgen bedingte Erwerbsbeschränkung vermutlich andauern werde. Bei dieser Unsicherheit in der Beurteilung haben, wenn es beispielsweise zu Haftpflichtprozessen kam, die Gerichte häufig genug einen Standpunkt einnehmen müssen, der für die Haftpflichtigen eine mitunter ganz enorme finanzielle Belastung darstellte, die sich dann später nach Abschluß des Prozesses zuweilen als ungerechtfertigt erwies, insofern die von den Gerichten auf Grund ärztlicher Gutachten meist für lange Jahre angenommene Erwerbsbeschränkung schon nach relativ kurzer Zeit sich erheblich besserte oder gar voller Arbeitsfähigkeit Platz machte. Es fehlte eben ein in der Erfahrung begründeter Anhaltspunkt, nach dem derartige Fälle hinsichtlich ihres weiteren Verlaufes approximativ zu beurteilen waren; denn das in der Literatur niedergelegte, oben zitierte Erfahrungsmaterial war zu dürftig, um hierauf weitgehende Schlüsse aufzubauen. — Es sind nun in den letzten Jahren mehrere Arbeiten erschienen, die, durchweg auf größeres Material gestützt, die Frage der Prognose nervöser Unfallfolgen zweifellos der Lösung erheblich näher gebracht haben. Hierhin gehören die Arbeiten von Wimmer[74], Friedel[22], Billström[6], Nägeli[41], Schaller[57] und Stursberg[60]. Während Friedel, der über ein 5—20 Jahre zurückverfolgtes Material von 131 Fällen aus der psychiatr. Klinik zu Jena berichtet, im ganzen nur 4 völlig geheilte Fälle mitteilen kann, kommen die übrigen Arbeiten sämtlich zu einem wesentlich günstigeren Resultat, wobei allerdings zu berücksichtigen ist, daß es sich zum Teil um ein ganz verschiedenartiges Material handelt, insofern Friedel auch die Fälle mit schweren Kopfverletzungen, Schädelbrüchen usw. mit in Rechnung zieht, wohingegen beispielsweise Wimmer eine strenge Unterscheidung trifft zwischen den sogen. „reinen“ und den „komplizierten“ traumatischen Neurosen. Hierbei kommt Wimmer, der an seinem Material speziell den Einfluß der in Dänemark durch das Unfallversicherungsgesetz vom 7. I. 1898 eingeführten zweizeitigen Kapitalabfindung auf die Prognose der traumatischen Neurose dartun will, zu dem Ergebnis, daß von seinen 63 Fällen „reiner“ traumatischer Neurose unter dem Einflusse der zweizeitigen Kapitalabfindung 93,6 % als im sozialen Sinne dauernd geheilt anzusehen seien, d. h. sie haben ihre volle Arbeitsfähigkeit wiedererlangt. Zu den „komplizierten“ traumatischen Neurosen rechnet Wimmer die Schädelverletzungen, die zu nervösen Störungen führen, welch letztere vielleicht auf traumatischer Hirndegeneration oder zerebraler Arteriosklerose beruhten, also organisch bedingt seien. Ferner rechnet Wimmer in obige Kategorie die in vorgeschrittenem Alter nach Unfall auftretenden nervösen Störungen sowie die mit peripheren Verletzungen der Muskeln, Gelenke usw. kombinierten traumatischen Hysterien. Für diese komplizierten Formen ist auch nach Wimmer's Ansicht die Prognose weit weniger günstig, sodaß bei Berücksichtigung sämtlicher Fälle der Prozentsatz der Geheilten doch wesentlich geringer sich darstellen dürfte als bei ausschließlicher Berücksichtigung der „reinen" traumatischen Neurosen, d. h. derjenigen Fälle, die im rüstigen Alter, meist nach leichteren Unfällen entstehen und ohne organische Läsion unter dem Bilde einer traumatischen Hysterie oder Hysteroneurasthenie verlaufen.

In prinzipieller Hinsicht dürfte aber durch die Wimmer'sche Arbeit doch zweifellos ein günstiger Einfluß der Kapitalabfindung auf den Verlauf nervöser Unfallerkrankungen erwiesen sein, da von 104 in den Jahren 1898 bis 1907 vom dänischen Arbeiterversicherungsrate behandelten Fällen 54 bei der Nachuntersuchung als im praktischen Sinne geheilt und 16 weitere Fälle bis zur 2. Entscheidung als geheilt oder soweit gebessert angesehen werden konnten, daß die im Gesetze vorgesehene 2. Kapitalabfindung nicht in Frage kam.

Einen weiteren wichtigen Beitrag zur Frage der Prognose nervöser Störungen nach Unfällen lieferte einige Jahre später Nägeli, Zürich. Von 138 abgeschlossenen Fällen, die unter der Diagnose „traumatische Neurose" begutachtet worden waren und schließlich eine Kapitalabfindung erhalten hatten, waren bei der Nachprüfung 115 (ca. 83%) (darunter 13 Simulanten) als voll erwerbsfähig anzusehen, wenngleich von einer erheblichen Anzahl noch Beschwerden vorgebracht wurden. Bei den übrigen Fällen handelte es sich 16 mal um schwerere organische Läsionen (5 mal Schädelbasisfraktur, 5 mal schwere Gehirnerschütterung, 5 mal organ. Rückenmarksaffektion, 1 mal chronische Ischias, 1 mal Arteriosklerose, 1 mal angeborener Schwachsinn); eine durch die Neurose bedingte Erwerbseinbuße konnte in keinem Falle festgestellt werden, auch keine Verschlimmerung der nervösen Erscheinungen.

Zu einem gleichfalls sehr günstigen Resultate kommt Billström, der unter 103 Fällen 90% Arbeitsfähige ermittelte, die in neurologischer Beziehung allerdings nicht sämtlich als gesund anzusehen waren. Als prognostisch günstigste Formen sieht er die lokalen und monosymptomatischen Hysterien an. Entschädigungen seitens der Versicherungsgesellschaften sowie Prozesse sollen die Prognose verschlechtern.

Die bemerkenswerter Weise sämtlich von ausländischen Autoren (Wimmer-Dänemark, Nägeli-Schweiz, Billström-

Schweden) gelieferten Arbeiten stimmen also im wesentlichen darin überein, daß die in der Unfallgesetzgebung der betr. Länder vorgesehene Kapitalabfindung für die Prognose nervöser Unfallfolgen von weittragender Bedeutung ist, insofern ein außerordentlich hoher Prozentsatz der Unfallgeschädigten seine volle Erwerbsfähigkeit wiedererlangt.

Bei uns in Deutschland, wo nach der R.-V.-O. bei den der staatlichen Unfallversicherung angehörigen Arbeitnehmern eine Kapitalabfindung nur bei einer Teilrente bis zu 20 % in Frage kommen kann und wo im übrigen, von Eisenbahnen usw. auf Grund des Reichshaftpflichtgesetzes vom 7. Juni 1871 mit den durch das B. G. B bedingten Modifikationen Entschädigungen entweder in Form von Renten oder, aber nur auf besonderes Verlangen der Verletzten, in Form von Kapitalabfindungen (§ 843,3 B. G. B.) gezahlt werden, ist über die Prognose nervöser Unfallfolgen auf Grund größeren in der Literatur niedergelegten Materiales nur wenig bekannt. Infolgedessen sind auch die Ansichten der Autoren, ob im allgemeinen der einmaligen Kapitalabfindung oder dem Rentenverfahren der Vorzug zu geben ist, trotz der Erfahrungen des Auslands noch recht geteilt.

Nach der vor einigen Jahren von Rigler[51] veranstalteten Rundfrage erklärten sich als Befürworter der Kapitalabfindung: Hoche, Cramer (vergl. auch Cramer, D. m. W. 1912, Nr. 12), Lossen, Penzoldt u. a., als Gegner derselben: Placzek, Merker, Sonnenburg u. a. Im großen und ganzen wurde jedoch von den Begutachtern eine mittlere Stellung eingenommen. Nur ganz einwandfreie Fälle abzufinden empfahlen: Vulpius, Königshöfer, Rumpf, Müller-München u. a. Möhnig empfahl Abfindung nur bei schwererem Trauma, Weber-Delitzsch bei älteren Leuten. Dormann[16] hält die prinzipielle Kapitalabfindung für nicht unbedenklich, weil evtl. Begehrlichkeit und Simulation vermehrt würden, ist jedoch der Ansicht, daß sie in geeigneten Fällen stets möglich sein solle. Ewald[19]-Frankfurt a. M. verspricht sich von der einmaligen Abfindung gar keine Vorteile, sondern erst recht Nachteile — „mit Recht“, wie der Referent, Schwab-Berlin hinzusetzt.

Außer der bereits früher erwähnten Arbeit von Friedel erschienen aus deutschen Kliniken Arbeiten auf Grund größeren Materials, soweit wie mir bekannt, nur noch von Schaller-Tübingen sowie von Stursberg-Bonn. Schaller berichtet über 140 nachgeprüfte Fälle aus der Tübinger Nervenklinik, von denen 87 verwertbar waren. Es handelte sich ausschließlich um Rentenempfänger. Bei 4 (= 9,3 %) von 43 reinen Neurosen war es zur Aufhebung der Rente gekommen, die übrigen 39 reinen, nicht mit organischen Läsionen komplizierten Fälle waren unverändert geblieben. Schaller ist der Ansicht, daß Kapitalabfindung, an Stelle der Rente gesetzt, ein Radikalmittel zur Besserung der Prognose sein würde, denn es sind, wie aus den oben mitgeteilten Zahlen hervorgeht, die Heilungsaussichten bei Rentengewährung nichts weniger als glänzend und reichen nicht entfernt an die günstigen Resultate heran, wie sie von Wimmer, Billström und Nägeli berichtet werden konnten. Immerhin ist auch bei Rentengewährung die Prognose nervöser Unfallfolgen durchaus nicht stets infaust. Fr. Schultze konnte in der Diskussion zu Nägeli's Vortrag auf dem XXVII. Kongreß für innere Medizin zu Wiesbaden (April 1910) über 169 Rentenempfänger berichten, von denen nur 15 % eine Verschlimmerung aufwiesen, während 33 $^1/_3$ % zur Ausheilung gelangten. Später hat dann Stursberg[69] das Material der Schultze'schen Klinik am Schlusse seiner Arbeit „Über die Häufigkeit der Unfallneurosen" in detaillierter Tabelle kurz zusammengestellt und kommt zu dem Ergebnis, daß auch ohne Kapitalabfindung „die Vorhersage der Unfallneurosen keineswegs ungünstig" sei. Ermittelt man aber nach den Stursberg'schen Angaben die Zahl der beim Rentenverfahren unverändert Gebliebenen und der Verschlimmerten, so ergibt sich hierfür doch ein recht hoher Prozentsatz. Es blieben nämlich von 172 Rentenempfängern unverändert 112 = 64,61 %, Verschlimmerung trat ein bei 17 = 9,89 %, zur Besserung oder Ausheilung gelangten 43 = 25,5 %. Rechnet man das von Wassermeyer[71] 1902 aus der Bonner medizinischen Klinik veröffentlichte Material zu den Stursberg'schen Fällen hinzu, so findet sich Verschlimmerung bei 12 %, Besserung oder Heilung bei 27 % (s. Schultze und Stursberg[60]). „Am häufigsten stellte sich Besserung oder Heilung bei den einfach Neurasthenischen oder Hysterischen ein; die häufigsten Verschlimmerungen kamen bei den Deprimierten und bei den kombinierten Neurosen vor."

Statistische Erhebungen über das weitere Schicksal von mit Kapital abgefundenen Unfallneurotikern liegen meines Wissens bisher in der deutschen Literatur nicht vor. Die gelegentlich in sonstigen Abhandlungen von den Autoren vertretenen Ansichten über den Wert oder Unwert der Kapitalabfindung, die sich meist auf allgemeine Eindrücke nach Maßgabe der jeweiligen Erfahrung gründen, sind für die objektive Beurteilung der Prognosenfrage, die unbedingt auf ein genau bearbeitetes Material sich stützen muß, nicht ausreichend. Die im Auslande gemachten Erfahrungen ohne weiteres auf deutsche Verhältnisse zu übertragen, ist nicht angängig, da z. B. das in Dänemark übliche System der zweizeitigen Abfindung zweifellos doch eine nicht unerhebliche Abweichung gegenüber dem in Deutschland von Behörden, Versicherungsgesellschaften usw. geübten Modus der einmaligen Kapitalabfindung darstellt. Im übrigen sind die von den ausländischen Autoren veröffentlichten Arbeiten teilweise zu allgemein gehalten, in den Einzelfragen zu wenig detailliert, als daß sie, unbeschadet ihrer sonstigen Bedeutung, im Einzelfalle dem Praktiker als Grundlage für die Prognosenstellung der oft sehr komplizierten Fälle dienen könnten. Es erschien deshalb von Wert, weiteres Material eingehend zu untersuchen, wozu Herr Geheimrat Rumpf die Güte hatte, mir eine größere Anzahl von Fällen zu überweisen, die zum großen Teil von ihm begutachtet worden waren und von den Königlichen Eisenbahndirektionen Essen, Elberfeld, Cöln, Münster und Saarbrücken zur wissenschaftlichen Bearbeitung bereitwilligst zur Verfügung gestellt wurden. Es handelt sich hierbei teils um Fälle, die eine einmalige Kapitalabfindung erhalten haben, teils um Rentenempfänger — was den Vorzug hat, auf Grund gleichartigen Materials die beiden Entschädigungsverfahren in Parallele stellen zu können. Vielleicht dürfte damit die Prognosenfrage weiterhin geklärt werden. Auch über das Wesen der nervösen Störungen nach Unfällen sind die Ansichten noch recht geteilt und unklar, sodaß jeder neue Beitrag zweckmäßig erscheinen dürfte. Insbesondere erscheint es durchaus notwendig, wie bereits im Vorwort zu dieser Arbeit betont wurde, eine scharfe Trennung der einzelnen Krankheitsbilder vorzunehmen, da zweifellos die Prognose je nach Lage des Falles verschieden gestellt werden muß. Das Studium der einzelnen in Betracht kommenden Krankheitsformen hat, wie später gezeigt werden wird, die volle Berechtigung dieser schon früher gewonnenen Auffassung ergeben.

2. Häufigkeit der nervösen Unfallfolgen.

Die meisten Autoren (Gaupp[29], Dormann[16], Kühne[36], Strümpell[67] u. a.) nehmen an, daß seit der Inauguration der Fürsorgegesetzgebung die Zahl der nervösen Unfallkranken wesentlich zugenommen hat. Bei der Eisenbahnverwaltung hat, obwohl das Reichshaftpflichtgesetz bereits seit 1871 in Geltung ist, diese Steigerung erst Anfang der 90er Jahre eingesetzt, fällt also in eine Zeit, wo die Prognose der nervösen Erkrankungen nach Unfällen noch allgemein als sehr ungünstig angesehen und daher meist außerordentlich hohe Entschädigungen gezahlt wurden — eine Tatsache, deren Kenntnis und Weiterverbreitung im Publikum sicher dazu beigetragen hat, die Zahl der Unfallneurotiker zu vermehren. Nervösen Beschwerden, die man unter anderen Umständen vielleicht unschwer überwunden hätte, wurde nunmehr größte Aufmerksamkeit zugewandt und ihr Vorhandensein wohl nicht selten sogar als willkommene Gelegenheit betrachtet, zu Lasten des Entschädigungspflichtigen sich in leichter Weise ein größeres Kapital zu verschaffen. Man muß allerdings zugeben, daß, relativ betrachtet, die Zunahme der Unfallneurosen im allgemeinen doch nicht eine solche Höhe erreicht, wie früher durchweg und auch noch neuerdings von einigen Autoren (Quincke[48], Windscheid[76], Hoche[32] u. a.) angenommen wurde, wenigstens soweit die Berufsgenossenschaften in Frage kommen. Wenn Windscheid das Anwachsen der traumatischen Neurosen als eine „schwere soziale Gefahr" für das ganze Volk und Hoche die „traumatische Neurose" geradezu als eine „Volksseuche" und einen Krebsschaden der ganzen Arbeiterschaft bezeichnet, so sind demgegenüber folgende statistischen Feststellungen über die Häufigkeit der nervösen Erkrankungen nach Unfällen außerordentlich bemerkenswert:

Nach Biss[8] kamen unter 9000 bei der See-Berufsgenossenschaft angemeldeten Unfällen nur 24 mal (= 0,26 %) nervöse Erkrankungen vor, von denen es jedoch nicht in sämtlichen Fällen sicher war, ob nicht auch organische Veränderungen mit im Spiele waren. Bei der Privatbahn-Berufsgenossenschaft kamen auf 21 783 Unfälle ca. 1 600 entschädigungsberechtigte, und unter diesen befanden sich nur 7 (= 0,44 %), bei denen sich an „relativ geringe“ Verletzungen nervöse Störungen funktionellen Charakters anschlossen. Nach demselben Autor[9] betrug bei der Sektion III der Berufsgenossenschaft der chemischen Industrie die Zahl der in den Jahren 1889—1910 angemeldeten Unfälle 19800, die der entschädigten 2670. Hiervon betrafen nur 12 (= 0,45 %) Unfallpatienten mit funktionell-nervösen Störungen. Merzbacher[37] berichtet, daß auf 1370 von der Sektion IV der Eisen- und Stahlwerksberufsgenossenschaft erstmalig entschädigte Unfallpatienten 13 Neurosen (= 0,9 %) kamen.

Nach Stursberg[69] entfielen bei der Sektion V der Rheinisch-Westfälischen Baugewerks-Berufsgenossenschaft

in den Jahren 1886—1896 auf 4904 Unfälle 2 Neurosen
„ „ „ 1896—1906 „ 9355 „ 22 „

Von den 1241 Rentenempfängern des Jahres 1906 litten 24 (= 1,9 %) an funktionellen Nervenstörungen, bei Außerachtlassung derjenigen mit organischer Komplikation sogar nur 1,6 %.

Nach den Mitteilungen von Nonne[43] kamen
bei der nordwestdeutschen Stahl-Berufsgenossenschaft
auf 7000 entschädigte Unfälle 3 Neurosen,
bei der Lagerei-Berufsgenossenschaft
auf 16000 entschädigte Unfälle 6 Neurosen. —

Schultze (in Schultze und Stursberg, l. c.) berechnet auf Grund statistischer Angaben des Reichsversicherungsamts für das Jahr 1910, in dem die Zahl der gemeldeten Unfälle 672961 und die der erstmalig entschädigten 132064 betrug, die Zahl der Neurotiker auf 875 bei Zugrundelegung eines Durchschnittssatzes von 1,3 ‰.

Wenn manche Autoren früher von einer erschreckenden Häufigkeit der Unfallneurosen sprachen, so dürfte dies wohl darin seinen Grund haben, daß auf den inneren und neurologischen Abteilungen großer Unfallkrankenhäuser usw. naturgemäß eine größere Anzahl nervöser Unfallpatienten sich konzentriert — auf der inneren Abteilung des Krankenhauses der Barmherzigen Brüder einschließlich der angegliederten Frauenabteilung kommen im Jahre über 800 Unfallkranke zur Beobachtung, darunter mindestens $^4/_5$ neurologische Fälle. Im übrigen dürften vielleicht auch die Gefahren des jeweiligen Betriebes von gewissem Einflusse auf die Häufigkeit der Unfallneurosen sein. So scheinen z. B. auffallend viel nervöse Erkrankungen nach Unfällen im Eisenbahnbetriebe vorzukommen, jedenfalls weisen die uns von der Kgl. Eisenbahndirektion Elberfeld überlassenen statistischen Zahlen doch einen erheblich höheren Prozentsatz von Unfallneurosen auf, als es bei dem oben referierten berufsgenossenschaftlichen Material der Fall ist. Im Eisenbahndirektionsbezirke Elberfeld waren

1909 beschäftigt rund 26 000 Personen (Beamte, Hilfsbeamte und Arbeiter).

Die Zahl der Unfälle betrug 1 424 mit 32 800 Krankheitstagen. Krankheiten des Nervensystems entstanden in 347 Fällen mit 11 260 Krankheitstagen. Die Zahl der Unfallneurosen belief sich auf 58 mit 2 460 Krankheitstagen.

1910 waren die entsprechenden Zahlen: rund 26 000 beschäftigte Personen.

1 745 Unfälle mit 41 000 Krankheitstagen,
442 Nervenerkrankungen mit 18 400 Krankheitstagen,
49 Unfallneurosen mit 1 261 Krankheitstagen.

1911 rund 27 000 beschäftigte Personen.

2 232 Unfälle mit 57 340 Krankheitstagen,
433 Nervenerkrankungen mit 19 000 Krankheitstagen,
30 Unfallneurosen mit 690 Krankheitstagen.

Sehr interessant ist die gleichzeitige Mitteilung der Kgl. Eisenbahndirektion Elberfeld, daß bei den im Arbeiterverhältnis stehenden Bediensteten (1909 = 18 000; 1910 = 18 800; 1911 = 19 300) schätzungsweise nur etwa 10 Unfallneurosen im Durchschnitt der letzten Jahre zu verzeichnen waren. Die Kgl. Eisenbahndirektion Elberfeld glaubt „die geringe Zahl von Unfallneurosen bei den Arbeitern zum Teil darauf zurückführen zu können, daß den Arbeitern die Unfallrente nicht dauernd zugebilligt wird, sie vielmehr mit einer jederzeitigen Kürzung und dem Wegfall rechnen müssen, sofern und sobald eine Hebung der Arbeitsfähigkeit festgestellt wird. Ferner auch darauf, daß die Unfallrenten bei Arbeitern, abgesehen von den Fällen gänzlicher Hilflosigkeit, wenigstens $^1/_3$ weniger betragen, als der frühere Arbeitsverdienst ausmachte.“ Die relativ starke Beteiligung der nicht im Arbeiterverhältnis stehenden Personen (Beamte und Hilfsbeamte) dürfte u. E. zum Teil auf die Eigenart der Unfälle zurückzuführen sein. Im Gegensatz zu den Arbeitern, die im Werkstattsbetriebe usw. mehr oder weniger schwere, meist rein körperliche Verletzungen erleiden, sind die Beamten und Hilfsbeamten der Eisenbahnverwaltung (Zugführer, Schaffner usw.) in gleicher Weise wie die Reisenden Massenkatastrophen und solchen Unfällen ausgesetzt, die erfahrungsgemäß infolge der damit verbundenen Gemütserschütterung usw. mit besonderer Vorliebe zu nervösen Störungen zu führen pflegen. Dann aber mag auch der Umstand eine Rolle spielen, daß nach den gesetzlichen Bestimmungen die Unfallpension der unmittelbaren Staatsbeamten, wenn sie infolge eines im Dienste erlittenen Betriebsunfalls dauernd dienstunfähig werden, 66 ²/₃ % ihres jährlichen Diensteinkommens beträgt, sodaß manche Unfallverletzte, die sonst ihrer nervösen Beschwerden leicht Herr werden würden, in der Aussicht auf eine gute Pension vorderhand keinen Wert auf ihre Gesundung legen mögen, sondern vielleicht sogar bestrebt sind, ihre nervösen Beschwerden möglichst lange, mindestens bis zu ihrer schließlich durchgesetzten Pensionierung in unverminderter Stärke an den Tag zu legen.

Die vorerwähnte höhere Frequenz der Unfallneurosen im Eisenbahnbetriebe dürfte also lediglich auf die stärkere Beteiligung der Beamten und Hilfsbeamten zu beziehen sein, während bezüglich der Eisenbahnarbeiter ähnliche Verhältnisse bestehen wie bei den Arbeitern in sonstigen Betrieben.

Die Zahl der im Eisenbahnbetriebe verletzten Privatpersonen betrug im Jahre 1911 im Eisenbahndirektionsbezirke Elberfeld 195. Davon erkrankten an nervösen Beschwerden nicht weniger als 89 (= 46 %) — ein ganz eklatanter Unterschied gegenüber den bei Berufsgenossenschaften zur Anmeldung gekommenen nervösen Unfallfolgen und im Hinblick auf die bisher oft enorm hohen Entschädigungsforderungen jedenfalls ein Beweis, von welch großer Bedeutung gerade die nervösen Erkrankungen nach Eisenbahnunfällen in praktischer Beziehung sind.

3. Entstehung, Wesen, Krankheitsformen.

Trotz manchen von autoritativer Seite erfolgten Widerspruchs hat sich der Name „traumatische Neurose“ als Bezeichnung für nervöse Folgezustände nach Unfällen bis auf den heutigen Tag behauptet. Er erfreut sich sogar einer gewissen Beliebtheit, obwohl, vielleicht auch weil er so wenig scharf umgrenzt ist oder wenigstens als solch dehnbarer Begriff angesehen wird, daß ganz verschiedenartige nervöse Krankheitsbilder unter ihm einhergehen können. Gebraucht man dabei, wie es in der Praxis meist der Fall ist, den Namen „traumatische Neurose" als einfache Krankheitsbezeichnung, so ist offensichtlich bei solcher Handhabung Unklarheiten Tür und Tor geöffnet. Will man den Namen „traumatische Neurose", der sich ja nun einmal eingebürgert zu haben scheint, beibehalten — obwohl die Bezeichnung „Unfallneurosen" oder die noch allgemeinere „nervöse Unfallfolgen" vorzuziehen wäre — so soll man ihn lediglich als Gruppenbenennung gebrauchen: „die traumatischen Neurosen", denn eine „traumatische Neurose" als einzelnes, scharf umgrenztes, homogenes Krankheitsbild von klinischer Selbständigkeit gibt es überhaupt nicht, es sei denn, daß man den Begriff einengt und nur eine Gruppe der posttraumatischen nervösen Erkrankungen, nämlich die eigentlichen „Rentenkampfneurosen", darunter versteht, die aber auch nur bis zu einem gewissen Grade als selbständige Krankheitsbilder angesehen werden können.

Bei den „traumatischen Neurosen" oder Unfallneurosen hat man es im Einzelfalle mit Erscheinungen zu tun, die bald der Neurasthenie, bald der Hysterie oder der Hypochondrie nahestehen, oft jedoch aus Komponenten dieser an sich verschiedenartigen Krankheitsformen sich zusammensetzen. Völlig identisch mit dem Symptomenbild der gewöhnlichen, nicht traumatisch bedingten Neurasthenie, Hysterie oder Hypochondrie pflegen die nach Unfällen entstehenden nervösen Störungen nicht zu sein. Sie alle weisen, wie es ja auch durch ihre Ätiologie — den Unfall und die sich anschließenden Einwirkungen verschiedener Art — bedingt ist, eine gewisse eigenartige Prägung auf, die sie symptomatologisch wie prognostisch deutlich von nichttraumatischen nervösen Erkrankungen unterscheidet und die der Gruppenbezeichnung „traumatische Neurosen" zweifellos eine gewisse Berechtigung verleiht.

Ob es zweckmäßig und wissenschaftlich noch gerechtfertigt ist, die Gruppe der traumatischen Neurosen in der bisher üblichen, oben angedeuteten Weise zu klassifizieren in traumatische Neurasthenie, traumatische Hysterie, traumatische Hypochondrie und „Mischformen", erscheint jedoch fraglich. Jedenfalls gibt es praktisch mehrere wichtige posttraumatische nervöse Krankheitsbilder, die nicht ohne weiteres in eine der drei erstgenannten Unterabteilungen eingeordnet werden können, so z. B. die Schreckneurosen und die Kommotionsneurosen. Es ist aber auch nicht angängig, derartige, wie später noch näher dargelegt werden soll, grundverschiedene Krankheitsbilder einfach etwa in derselben Klasse der „Mischformen" zusammenzustellen. Auch der neuerdings in der Literatur häufig gebrauchte Begriff „Rentenkampf- resp. Abfindungsneurose" läßt sich in der bisher gebräuchlichen Einteilung kaum unterbringen, wie denn überhaupt gerade die praktisch am häufigsten vorkommenden Typen von einer derartigen symptomatologischen Einteilung aus nur unvollkommen und unscharf erfaßt werden können und keine angemessene Berücksichtigung finden gegenüber den nur relativ wenig auftretenden reinen Neurasthenien, Hysterien und Hypochondrien nach Unfall.

Um nun eine scharfe Trennung der unter der Bezeichnung „traumatische Neurose" einhergehenden Krankheitsbilder vornehmen zu können, bin ich bei Bearbeitung des uns von den Kgl. Eisenbahndirektionen zur Verfügung gestellten Materials von ätiologischen Gesichtspunkten ausgegangen, in der Meinung, daß ein möglichst genaues Eingehen auf die Genese am ehesten in das bisher immer noch ziemlich unklare Gebiet der Unfallneurosen helleres Licht hineinbringen wird. Bei allen nervösen Unfallfolgen hat man zu unterscheiden zwischen

1. direkten Unfallwirkungen
2. indirekten „

Die direkten Unfallwirkungen können rein somatischer, rein psychischer oder somatisch + psychischer Natur sein. Als praktisch wichtigste Ursachen für die Entstehung direkter nervöser Unfallfolgen sind, wenn ich lediglich die uns von den Kgl. Eisenbahndirektionen überlassenen Fälle zugrunde lege, anzusehen:

Schreck, Kopftraumen, sonstige lokale Traumen, allgemeine Erschütterung, sowie Kombinationen dieser ätiologischen Momente. In anderen Betrieben (Telephonie, Telegraphie, elektrische Kraftstationen usw.) dürften beispielsweise noch elektrische Einwirkungen als Ursache nervöser Störungen eine Rolle spielen. Ich übergehe diese jedoch, ebenso wie etwa sonst noch gelegentlich vorkommende Ursachen (z. B. Verbrennungen), da das mir vorliegende Material keine derartigen Fälle enthält. Sie müssen einer besonderen Bearbeitung vorbehalten bleiben.

Die indirekten Unfallwirkungen bestehen in den mannigfachen psychischen Alterationen, die in vielen Fällen zu dem ursprünglichen Krankheitsbilde erst sekundär hinzutreten, die aber für die weitere Gestaltung der Erkrankung oft von ausschlaggebender Bedeutung sind. Es kommen hier vor allem in Betracht psychische Faktoren, die man als „Befürchtungsvorstellungen“ bezeichnen könnte, insofern die durch den Unfall verursachte Berufsschädigung, die berechtigte, aber oft übertriebene Sorge um die Existenz, die Familie und die eigene Gesundheit zweifellos geeignet sind, in dem Geschädigten eine tiefgehende psychische Veränderung in hypochondrischer Richtung herbeizuführen. Gleichzeitig dürfte in diesen Befürchtungs- und Beeinträchtigungsvorstellungen, diesem Gefühl des Geschädigtseins häufig die Grundlage gegeben sein für die Entwicklung mehr oder weniger berechtigter „Begehrungsvorstellungen“, die dann in dem oft einsetzenden Kampfe um Rente bezw. Abfindung eine integrierende Bedeutung zu gewinnen pflegen. Dazu kommen Prozeßaufregungen, die Unannehmlichkeiten häufig wiederholter Begutachtungen und sonstige in psychischer Beziehung nicht indifferente Einwirkungen. Bei Eisenbahnunfällen spielt zum mindesten in der ersten Zeit der Erkrankung sehr häufig die Rückerinnerung an den Unfall als sekundär schädliches Moment eine große Rolle, am ausgeprägtesten bei den Schreckneurosen, aber auch bei den Kommotionsneurosen und den übrigen Krankheitsformen.

Dies vorausgeschickt, würde eine Einteilung der Unfallneurosen nach ätiologischen Gesichtspunkten folgendermaßen sich darstellen:

I. Primäre Neurosen (unmittelbar als direkte Unfallfolgen entstehend):

1. Neurosen nach Schreck — „Schreckneurosen“
2. Neurosen nach Kopftraumen — „Kommotionsneurosen im weiteren Sinne“.
3. Neurosen nach sonstigen lokalen Traumen.
4. Neurosen nach allgemeiner Erschütterung.
5. Neurosen nach kombinierter Einwirkung.

II. Sekundäre Neurosen (mittelbar als indirekte Unfallfolgen entstehend, selbständig oder als Fortentwicklung von I): Rentenkampf- bezw. Abfindungsneurosen.

Es ist selbstverständlich, daß mit der Einteilung in primäre und sekundäre Neurosen ein eigentlicher Gegensatz zwischen beiden Gruppen weder konstruiert werden soll noch kann, da die sekundären Neurosen häufig aus den primären durch den Hinzutritt von Befürchtungs- und Begehrungsvorstellungen und sonstigen sekundären Momenten hervorgehen, also nur ein vorgeschritteneres und nach bestimmter Richtung modifiziertes Stadium darstellen und nur in einem Teil der Fälle nervöse Störungen erst sekundär im Verlaufe des Entschädigungsverfahrens, oft längere Zeit nach glatter Ausheilung der ursprünglichen Verletzung, als ganz neues Moment sich einstellen (selbständ. sekund. Neurose, Rentenkampf- bezw. Abfindungsneurose i. e. S.). Obige Unterscheidung erscheint aber notwendig, um die direkten und indirekten Unfallfolgen möglichst scharf auseinanderzuhalten, ein Gesichtspunkt, der für die spätere Beurteilung von nicht unerheblicher Bedeutung ist.

Die Einteilung der Unfallneurosen nach ätiologischen Gesichtspunkten dürfte vor allem in rein praktischer Beziehung von Wert sein, da sie die am häufigsten vorkommenden Krankheitstypen (Schreckneurosen, Kommotionsneurosen usw.) scharf heraushebt — was durchaus erforderlich ist, um in der Lage zu sein, für die einzelnen Typen bestimmte Verlaufsnormen festzustellen.

Sein Analogon findet das hier angewandte und zunächst vielleicht etwas äußerlich anmutende Einteilungsprinzip bei den verschiedenartigsten sonstigen Krankheitsformen, z. B. bei den Gelenkerkrankungen, die je nach der Ätiologie (Tuberkulose, Rheumatismus, Gicht, Gonorrhoe, Lues usw.) einen mehr oder weniger differenten, für das betreffende ursächliche Moment bis zu einem gewissen Grade charakteristischen Symptomenkomplex darbieten. Letzteres ist aber, nach unserem Material zu urteilen, auch bei den Unfallneurosen der Fall, wenngleich, wie ausdrücklich betont sein mag, in Anbetracht des immerhin beschränkten Materials noch spezielle eingehendere Arbeiten zur tieferen Durchdringung und klareren Erkennung der einzelnen Krankheitsformen erforderlich sein werden. Vorliegende Arbeit ist in dieser Hinsicht nur als ein Versuch anzusehen, und die gewonnenen Ergebnisse mögen danach beurteilt werden.

Ehe ich nun auf die einzelnen Formen der Unfallneurosen, wie sie aus der früher gegebenen Tabelle ersichtlich sind, näher eingehe, seien zunächst die über Neurasthenie, Hysterie und Hypochondrie geltenden Ansichten kurz rekapituliert, da, wie gesagt, die einzelnen Unfallneurosen aus Komponenten vorstehender Krankheitsbilder sich zusammensetzen und je nach dieser Zusammensetzung einen mehr neurasthenischen, hysterischen oder hypochondrischen Einschlag zeigen oder auch als mosaikartig kombinierte Krankheitsbilder sich darstellen können, wie es jeweils die in Betracht kommenden ätiologischen Momente primärer und sekundärer Art bedingen.

Nicht unerwähnt kann ich lassen, daß die Ausdrücke „Neurasthenie", „Hysterie, „Hypochondrie" in gleicher Weise wie „traumatische Neurose" usw. praktisch oft ganz wahllos gebraucht werden. So habe ich in einer ganzen Reihe von Gutachten gefunden, daß z. B. einfache nervöse Beschwerden nach Gehirnerschütterung — Kommotionsneurose — im selben Falle bald mit dem Ausdruck „Hysterie", bald mit „traumatische Neurose" oder „Neurasthenie" belegt wurden, obgleich beispielsweise spezifisch hysterische Erscheinungen in keiner Weise bestanden — kurzum, es herrscht in der Bezeichnung schon relativ einfacher Krankheitsformen oft die grösste Unklarheit und Verwirrung. Die Grundtypen sollten aber unbedingt möglichst scharf auseinander gehalten werden, wenn auch die Grenzen oft schwierig zu ziehen sind.

Bei der Neurasthenie handelt es sich nach v. Krafft-Ebing „um eine außergewöhnlich leichte Anspruchsfähigkeit und eine ebenso leichte Erschöpfbarkeit des Nervensystems, welche körperliche und seelische Mißempfindungen erzeugt, die ihrerseits wieder Krankheitsbefürchtungen, nosophobische Symptome erwecken". (s. Kühne[35]). Es besteht eine minderwertige Beschaffenheit des ganzen Nervengebietes, sowohl hinsichtlich psychischer als körperlicher Funktionen. Ähnlich äußert sich Sachs[53]. Strümpell[68] verlegt den Schwerpunkt auf das „abnorme psychische Verhalten der erkrankten Personen", deren Beschwerden und Symptome zum allergrössten Teil auf ein gestörtes Vorstellungsleben zurückzuführen seien. Nervosität, Neurasthenie, Hysterie, degeneratives Irresein sind nach Strümpell eng sich berührende Krankheitszustände auf abnormer geistiger Konstitution, wobei es sich nur um „quantitative Unterschiede in einer langen Reihe psychischer Krankheitszustände handelt, die sich ohne bestimmte Grenze einerseits an das normale Seelenleben anschließen, andererseits in den ausgesprochenen Irrsinn übergehen."

Die Hysterie fasst Strümpell[68] auf als eine Störung der Wechselbeziehungen zwischen den Vorgängen unseres Bewußtseins und unserer Körperlichkeit. Schultze,[60] Sachs,[53] Binswanger[7] u. a. nehmen einen analogen Standpunkt ein. v. Romberg[52] sieht die Hysterie als eine „angeborene krankhafte Störung im Ablauf der Associationen" an. Moebius[39] nennt hysterisch alle diejenigen krankhaften Veränderungen, die durch Vorstellungen verursacht sind. Page[47] glaubt, daß bei der Hysterie die Fähigkeit verloren gegangen sei, alle jene Empfindungen zu unterdrücken und in Schranken zu halten, die durch die mannigfachen Funktionen des organischen Lebens erzeugt werden (Magen, Herz usw.). Charcot[13] sucht das Wesen der Hysterie in der gesteigerten Suggestibilität und betrachtet die Hysterie als eine Art permanenter Hypnose. Sein Schüler Babinski[1 u. 2] baut diese Theorie noch weiter aus und versteht unter hysterischen Erscheinungen solche, die durch Suggestion oder Autosuggestion hervorgerufen und unter dem Einflusse vernünftigen Zuredens („persuasion") wieder zum Schwinden gebracht werden können und von den hypnotischen Erscheinungen sich nur dadurch unterscheiden, daß bei letzteren die suggestive Einwirkung eines Dritten erforderlich ist. Babinski engt damit den Kreis der hysterischen Erscheinungen recht erheblich ein und sieht als wesentlichste Äußerungen der Hysterie an: Anästhesien, Lähmungen, Kontrakturen, hyster. Anfälle, Zittern, Aphonie usw. Dagegen faßt er z. B. vasomotorische und trophische Störungen sowie Reflexanomalien (Herabsetzung der Binde- uud Hornhautreflexe) nicht als hysterisch bedingt auf.

Eine völlige Einigung über den Begriff Hysterie ist bisher noch nicht erzielt, wenngleich im allgemeinen insofern Übereinstimmung herrscht, als man den rein psychischen Faktoren, vor allem der gesteigerten Suggestibilität eine hervorragende Bedeutung beimißt. Cramer, Binswanger und Ziehen betonen aber, daß mit der Feststellung dieser klinischen Eigentümlichkeit das Wesen der Hysterie noch lange nicht geklärt sei, selbst wenn man wie Jolly annehmen wolle, daß mit dieser gesteigerten Suggestibilität auch eine Erhöhung der affektiven und reflektorischen Erregbarkeit verbunden sei. Binswanger ist der Ansicht, daß man ohne die Annahme subkortikaler Einflüsse neben den in der Hirnrinde sich abspielenden Vorgängen kaum auskommen werde. (s. Cramer in Binswanger und Siemerling[16].) Neuerdings hat Dubois[17]-Bern folgendermaßen die Hysterie definiert: „Als hysterisch bezeichne ich mannigfaltige funktionelle Störungen, welche unter dem Einflusse wirklicher oder suggerierter Gemütsbewegungen entstehen, und welche persistieren und sich erneuern, selbst wenn die ursächlichen Momente nicht mehr gegenwärtig sind. Ich schreibe diese charakteristische Fixation der postemotionellen somatischen Störungen dieser Fähigkeit zu, den aus den Affekten entspringenden Empfindungen den Stempel der Realität aufzudrücken, was ich unter der Bezeichnung Sinnlichkeit oder sinnliche Impressionabilität zusammenfasse". Die Hysterie ist nach D. eng gebunden an die Mentalität des Individuums und die Eigentümlichkeit seines Charakters, soweit geistige Minderwertigkeiten, Psychasthenie, Affektivität, Suggestibilität, Egozentrismus und vor allem die sinnliche Impressionabilität in Frage kommen. Eine kurze, kritische Beleuchtung der Dubois'schen Anschauungen hat Herr Geheimrat Rumpf im Vorwort zu dieser Arbeit gegeben.

Einzelne Autoren, z. B. Gaupp, bestreiten das Bestehen der Hysterie als selbständiger Krankheit überhaupt und möchten nur eine hysterische Reaktionsweise anerkennen.

Die Freud'sche Theorie der Entstehung hysterischer Erscheinungen auf sexueller Basis hat im allgemeinen eine Ablehnung erfahren, obgleich natürlich zuzugeben ist, daß sexuelle Momente in einzelnen Fällen von Hysterie ätiologisch eine gewisse Bedeutung haben können. Für die in vorliegender Arbeit uns hauptsächlich interessierenden traumatisch bedingten nervösen Störungen kann die Freud'sche Theorie im grossen und ganzen außer acht bleiben. Nur in einem bisher noch unerledigten und daher hier nicht aufgenommenen Falle von nervösen Störungen nach Eisenbahnunfall schienen sexuelle Momente ätiologisch mit in Betracht zu kommen. Aber auch der Charcot'schen Theorie, daß die Symptome der traumatischen Neurosen als rein psychisch-hysterisch bedingt anzusehen seien, kann nicht ohne weiteres beigepflichtet werden, da bei einem Teile der Unfallneurosen zweifellos auch materielle Schädigungen in Betracht kommen, sowohl feinerer wie gröberer Natur. Goldscheider[30] betont, daß die Erregbarkeit der Neurone unmittelbar durch die Erschütterung alteriert und diese Erregung zu den Zentralorganen fortgepflanzt werden könne. Er gibt sogar die Möglichkeit zu („Zur Theorie der traumatischen Neurosen[31]“. Festschrift für Leyden II. Bd. S. 151. 1902), daß durch heftige Nervenreize dauernde, wenn auch für unsere Hilfsmittel bisher noch nicht nachweisbare Veränderungen hervorgerufen werden können und hält es für berechtigt, die Frage aufzuwerfen, ob nicht auch bei manchen hysterischen Störungen ohne traumatische Ätiologie dauernde funktionelle Zustandsveränderungen der Nervenzellen, auf feinen molekularen Alterationen beruhend, anzunehmen seien.

Die Hypochondrie endlich wird nicht mehr von allen Autoren als selbständige Erkrankung anerkannt. Neuerdings nimmt man meist an, daß die dabei vorhandenen Depressionen, die Angstvorstellungen und Sorgen, die ans wahnhafte grenzenden Umdeutungen normaler körperlicher Sensationen auf dem Boden von Neurasthenie und Hysterie erwachsen.

Wenn ich die 173 Fälle des dieser Arbeit zugrunde liegenden Materials auf die primär einwirkenden ätiologischen Momente hin durchsehe, die von den Patienten selbst und von den späteren Gutachtern als wesentlich für die Entstehung der nervösen Störungen angenommen wurden, so ergibt sich folgende Übersicht:

Schreck	16
Kopftrauma	43
Sonstige lokale Traumen	24
Allgemeine Erschütterung	12
Schreck und Kopftrauma	11
Schreck und sonstige lokale Traumen	21
Schreck und allgemeine Erschütterung	5
Kopftrauma und sonstige lokale Traumen	26
Kopftrauma und allgemeine Erschütterung	1
Sonstige lokale Traumen und allgemeine Erschütterung	4
Schreck und Kopftrauma und sonstige lokale Traumen	6
Kopftraumen u. sonstige lokale Traumen u. allg. Erschütterung	1
Simulation bezw. Simulations-Verdacht	3
	173

Heftiger Schreck überhaupt hat angebl. eine Rolle gespielt in								59	Fällen
Kopftrauma	„	„	„	„	„	„	„	88	„
Sonst. lok. Traumen	„	„	„	„	„	„	„	82	„
Allg. Erschütterung	„	„	„	„	„	„	„	25	„

Nochmals betont sei, daß es sich hierbei in erster Linie um subjektive Angaben der Patienten handelt und eine absolute Zuverlässigkeit nicht immer verbürgt ist. Andererseits findet sich bei genauer Durchsicht sämtlicher 173 Fälle auf ihre Symptomatologie hin, daß den verschiedenartigen, oben angeführten ätiologischen Momenten fast ausnahmslos jeweils ganz charakteristische Symptomenkomplexe entsprechen, sodaß hierdurch die Angaben der Patienten über die Art des Traumas eine gewisse Bestätigung erhalten. So sind z. B. die laut vorstehender Übersicht nach heftiger Schreckwirkung entstandenen Krankheitsbilder in ihren Grundzügen fast sämtlich übereinstimmend; dasselbe gilt von den nervösen Störungen, die nach Kopftrauma, sonstigen lokalen Traumen oder allgemeiner Erschütterung entstanden sein sollen. Die von dieser Regel abweichenden Fälle ließen meist erkennen, daß es sich im Grunde genommen um eine kombinierte Einwirkung, z. B. Kopftrauma und Schreck, gehandelt hatte und hierdurch das abweichende Verhalten des betr. Krankheitsbildes bedingt war. Um Mißverständnissen vorzubeugen, möchte ich jedoch ausdrücklich hervorheben, daß ich zunächst nur die Anfangsstadien, d. h. die unmittelbar als direkte Unfallfolgen aufgetretenen nervösen Störungen, ins Auge gefaßt habe; denn nur diese lassen die für die einzelnen primär einwirkenden ätiologischen Momente charakteristischen Krankheitsbilder völlig rein und scharf hervortreten.

Bei den durch Schreckeinwirkung bedingten nervösen Störungen, den sogen. Schreckneurosen, handelte es sich meist um sehr heftige Gemütserschütterungen infolge ausgestandener Angst, Todesfurcht oder Entsetzen über den Anblick Schwerverletzter oder Getöteter. Dementsprechend stand im Vordergrund des Krankheitsbildes eine starke psychische Alteration. Sehr häufig bildete sich zunächst ein eigenartiger Verwirrtheitszustand mit völliger Fassungslosigkeit, Denkunfähigkeit, Apathie und Verstörtheit. Das Aussehen war blaß, angstverzerrt, die Gliedmaßen wie gelähmt. Erst allmählich pflegte sich dieser eigenartige Starrezustand zu lösen, um in der Regel gefolgt zu werden von heftigster

Erregung, Zittern des ganzen Körpers, sich immer wiederholenden Weinkrämpfen. Der Schlaf war meist sofort von der ersten Nacht an gestört. Entweder bestand völlige Schlaflosigkeit oder der Schlaf wurde durch schreckhafte Träume unterbrochen, in denen meist die Katastrophe eine dominierende Rolle spielte und den Patienten die ausgestandenen Schrecken immer wieder von neuem erleben ließ. Tagsüber war die Stimmung zuweilen deprimiert, oft aber bestand nur eine allgemeine innere Unruhe mit Angstgefühl und Schreckhaftigkeit ohne stärkere Beeinflussung der Stimmungslage. Sehr charakteristisch war eine eigentümliche vasomotorische Alteration. In unseren sämtlichen Fällen, bei denen eine heftige Schreckeinwirkung stattgefunden hatte, ließ sich eine abnorme Erregbarkeit des Herzens feststellen. Es bestand Pulsbeschleunigung, Labilität, mitunter auch Irregularität des Pulses.

Subjektiv wurde über Herzklopfen, Beklemmung, Stiche, Druck oder Schmerzen in der Herzgegend geklagt. Weiterhin bestanden in einer größeren Zahl von Fällen Blutandrang zum Kopf mit Schwindelgefühl und Kopfschmerzen, Neigung zum Schwitzen, abnormes Nachröten der Haut, Frostschauer abwechselnd mit Hitzegefühl. Müller[40] ist der Ansicht, daß die psychischen Vorgänge, die die Affekte der Angst, des Ärgers, der Furcht usw. auslösen, auf die vasomotorischen Zentren in konstriktorischem Sinne einwirken, während freudige Erregungen eine Erweiterung der Blutbahnen hervorrufen sollen. Vielleicht dürfte es bei der Schreckneurose zu einer heftigen Alteration der Vasomotoriums zunächst mit spezieller Beeinflussung der Konstriktoren kommen (Erblassen beim ersten Schreck), der später eine der allgemeinen Erregbarkeit entsprechende abnorme Erregbarkeit der Vasodilatatoren folgt, vielleicht kombiniert mit einer gewissen Schwäche der nach der erstmaligen übermäßigen Erregung erschöpften Vasokonstriktoren.

Alle diese vasomotorischen Symptome pflegen bei den Schreckneurosen längere Zeit anzuhalten und nur langsam abzuklingen, während die ersterwähnten Erscheinungen, abgesehen vielleicht von der oft sehr hartnäckigen Schlafstörung, mehr vorübergehender Natur sind. Zu dem in ähnlicher Weise auch schon von Stierlin[65] beschriebenen nervösen, vorwiegend vasomotorischen Symptomenkomplex gesellen sich nun gerade bei den Schreckneurosen auffallend häufig typisch hysterische Erscheinungen hinzu und zwar meist direkt, als primäre unmittelbare Unfallfolge. So waren in etwa der Hälfte unserer Fälle Sensibilitätsstörungen, meist Hemianästhesien nachweisbar, in einer Reihe von Fällen traten typische Krampfzustände auf, die bei einem Patienten einen eigenartigen kataleptischen Charakter zeigten. In letzterem Falle bestand gleichzeitig ein periodisch auftretender hysterischer Dämmerzustand, sodaß es sich hier mehr um eine Schreckpsychose handelte. Überaus bemerkenswert ist, daß ausnahmslos in sämtlichen Fällen, bei denen hysterische Symptome nach Schreckwirkung auftraten, bereits vor dem Unfalle eine gewisse Disposition zu nervöser Erkrankung bestand, während bei denjenigen Schreckneurosen, die ohne typisch hysterische Erscheinungen verliefen, nur in 20 % der Fälle eine Disposition sich nachweisen ließ. Auf die Frage der Disposition bei nervösen Unfallfolgen soll später eingegangen werden. Hier sei nur bemerkt, daß nach Bonhoeffer[10] die oben erwähnte „Alteration des Vasomotoriums" den einzigen bisher beobachteten psychogenen Symptomenkomplex darstellt, der keiner psychopathischen Veranlagung zu bedürfen scheint. Von sonstigen nervösen Erscheinungen finden sich bei der Schreckneurose sehr häufig noch Lebhaftigkeit der Sehnen-, Periost- und Hautreflexe, Zittern der Hände nnd Lidflattern — Zeichen der emotionell bedingten Erhöhung der allgemeinen Erregbarkeit. Auffällig war, daß bei den Schreckneurosen relativ am meisten Magen-Darmstörungen auftraten, was im Hinblick auf die vorerwähnten vasomotorischen Erscheinungen an eine allgemeine Alteration des vegetativen Nervensystems denken läßt, zumal gelegentlich gerade bei den Schreckneurosen auch Störungen in der Sexualsphäre sich einstellten. Neurasthenische Erschöpfungszustände kamen dagegen unter unseren Fällen nur ziemlich vereinzelt zur Beobachtung. Erwähnenswert ist vielleicht noch, daß von einer ganzen Reihe von Patienten über heftige, ziehende Schmerzen im ganzen Körper, besonders in Rücken und Extremitäten geklagt wurde, obwohl keinerlei lokale Läsion stattgefunden hatte. Ob derartige Klagen hysterischer Natur oder durch vatomotorische Störungen bedingt sind, bleibe dahingestellt.

Ein von den Schreckneurosen grundverschiedenes Bild zeigen die nach Kopftraumen auftretenden nervösen Störungen. Was zunächst die Art der durch das Trauma gesetzten Läsion anbelangt, so kommen — abgesehen von den hier nicht zu erörternden groben Schädelbrüchen — naturgemäß alle Übergänge vor, von einfachen Kontusionen bis zu schweren Gehirnerschütterungen. Schon Sänger[55] hat in seiner 1896 erschienenen Monographie über „die Beurteilung der Nervenerkrankungen nach Unfall" hervorgehoben, „daß bei den schweren Kopfverletzungen nicht selten organische Läsionen feinster Art zu Grunde liegen, denen eine größere Bedeutung zu vindizieren ist als dem psychischen Moment der Verletzung", und es ist in der Tat fraglich, ob die nach Kopftraumen auftretenden nervösen Störungen alle auf rein funktioneller Basis beruhen. Es ist im Gegenteil sogar außerordentlich wahrscheinlich und durch Obduktionsbefunde auch erwiesen, daß in einem Teil der Fälle nicht nur feinste, sondern auch gröbere organische Veränderungen vorliegen. So können durch ein Kopftrauma hervorgerufen werden: Zersplitterungen der Tabula interna, Fissuren an der Schädelbasis, Gefäßzerreißungen mit Blutungen in die Meningen oder in die Gehirnsubstanz, Zertrümmerung von Gehirnsubstanz mit Bildung von Degenerationsherden usw. Bei allen diesen organischen Läsionen können Herderscheinungen vollständig fehlen, das sich entwickelnde Krankheitsbild kann rein funktionellen Charakter tragen. So berichtet Fry[28] über eine Patientin, bei der nach einem Kopftrauma Krampfanfälle mit typisch hysterischem Charakter sich einstellten, wo andauernder Kopfschmerz bestand sowie psychische Veränderungen eintraten und wo bei der nach 4 Jahren vorgenommenen Operation an der alten Verletzungsstelle eine zirkumskripte Verwachsung zwischen weicher und harter Hirnhaut sich fand. Sperling und Kronthal[64], Bernhardt und Kronthal[5], Friedmann[24] u. a. beschreiben herdweise Nekrosen und myelitische Prozesse neben mehr oder weniger starken Gefäßveränderungen als Folgen einer traumatischen Erschütterung des Rückenmarks. Nach A. Westphal[72] können durch Traumen sowohl Blutungen mit sekundärer Nervenzerstörung als auch ein primärer molekularer Zerfall der Nervenelemente eintreten. Friedmann[25] beschreibt einen Fall mit nervösen Folgezuständen nach Gehirnerschütterung, wo die nach ca. 25 Jahren vorgenommene anatomische Untersuchung eine Endarteritiis obliterans an der Arteria vertebr. und basilaris und den Gefäßen der Zentralwindung (Armparese) feststellte. In den letzten Jahren hat Ed. Schwarz[62] (St. Petersburg) mehrere Fälle mitgeteilt, die als leichte Gehirnerschütterung mit folgenden nervösen Erscheinungen diagnostiziert waren und bei denen die Lumbalpunktion blutigen Liquor bezw. Lymphozytose ergab — ein Hinweis, daß keine einfache Gehirnerschütterung, sondern gröbere Läsionen stattgefunden. Von großer Bedeutung dürfte auch die Frage sein, ob durch ein Kopftrauma eine Gehirnarteriosklerose hervorgerufen oder eine bestehende verschlimmert werden kann. Windscheid[75] ist der Ansicht, daß durch eine Commotio cerebri besonders bei älteren Individuen eine bisher latent gebliebene zerebrale Arteriosklerose zum Ausbruch kommen kann. Völlig geklärt ist diese Frage noch nicht. Wir beabsichtigen in einer späteren Arbeit genauer hierauf zurückzukommen. Die Tatsache, daß den Kopfverletzungen mit klinisch rein funktionellem Symptomenkomplex sehr häufig feinere und gröbere anatomische Läsionen zu Grunde liegen, berechtigt aber keineswegs dazu, diese auf einem Grenzgebiet liegende Krankheitsgruppe aus dem Bereiche der Unfallneurosen auszuschließen, wie es ab und zu in der Literatur geschieht; denn klinisch handelt es sich doch meist um rein funktionelle Störungen und im übrigen dürften doch in letzter Instanz sämtliche funktionellen Erscheinungen eine, wenn auch nur auf molekularen Veränderungen beruhende materielle, organische Grundlage haben — die Unterscheidung in organische und funktionelle Erkrankungen hat zwar ihre praktische Berechtigung, ist aber bis zu einem gewissen Grade rein willkürlich und dürfte nur eine graduelle Verschiedenheit anzeigen.

Symptomatologisch weisen die nach Kopftraumen auftretenden nervösen Störungen — mag es sich um eine einfachere Kontusion oder eine schwere Gehirnerschütterung gehandelt haben — alle einen gemeinsamen Grundtypus auf, so daß man, zumal bei der Schwierigkeit einer scharfen Trennung, alle diese Fälle wohl unter dem Namen „Kommotionsneurosen im weiteren Sinne“ zusammenfassen darf. Unter den 43 Fällen unseres Materiales, bei denen angeblich lediglich ein Kopftrauma stattgefunden hat, befinden sich 18 Fälle, die als Gehirnerschütterung diagnostiziert wurden. Ob eine solche stets vorgelegen hat, erscheint jedoch fraglich, da mehrmals nur eine momentane Benommenheit ohne Übelkeit oder Erbrechen bestand und eine eigentliche Gehirnerschütterung nur dann klinisch zu diagnostizieren ist, wenn eine wirkliche Bewußtlosigkeit vorgelegen hat

(s. Windscheid,[75] Friedmann[27] u. a.). Es mag sich aber in den betr. Fällen um Übergangsformen gehandelt haben. Charakteristisch für alle vorliegendenfalls in Betracht kommenden Fälle sind nun folgende, einen ausgesprochen „zerebralen Symptomenkomplex darstellenden Erscheinungen: Kopfschmerz, Kopfdruck, diffuse oder partielle Druck- und Klopfempfindlichkeit des Schädels, zuweilen „Stechen", „Hämmern", „Reißen" oder sonstige abnorme Sensationen im Kopf, Schwindelgefühl, besonders beim Bücken sowie beim Drehen um die eigene Achse, Abnahme des Gedächtnisses und der Merkfähigkeit, zuweilen auch der Auffassungs- und Konzentrationsfähigkeit, sowie der Urteilskraft. Dazu kommt sehr häufig noch eine Überreiztheit der höheren Sinnesorgane, speziell des Seh- und Hörvermögens, die sich äußert in leichtem Tränen der Augen, Flimmern vor den Augen — besonders beim Lesen und beim Fixieren eines festen Punktes, Lichtempfindlichkeit, Doppelsehen, leichte Ermüdbarkeit mit unangenehmen schmerzhaften Sensationen bezw. in Überempfindlichkeit gegen Geräusche, Ohrensausen, Abnahme des Hörvermögens. Zuweilen sind die Hörstörungen nicht rein funktionell, sondern Ausdruck einer Labyrintherschütterung. Hat es sich um eine Fissur des Felsenbeines gehandelt, so kann auch eine häufig vorübergehende Facialisschwäche auftreten. Der Augenhintergrund ist meist normal, nur zuweilen, bei allgem. Kongestion zum Kopfe findet sich eine stärkere Füllung der Blutgefäße des Augenhintergrundes, in vereinzelten Fällen sind auch Opticus-Veränderungen nachweisbar. Zu allermeist sind jedoch die Störungen von seiten der höheren Sinnesorgane rein funktionell. Sie sind insofern bemerkenswert, als sie gerade nach Kopftraumen charakteristischerweise auftreten, während sie bei den übrigen Unfallneurosen, nach unserem Material zu urteilen, nur ganz vereinzelt zur Beobachtung kommen. Im übrigen ist noch erwähnenswert die häufig vorhandene Druckempfindlichkeit der Trigeminusäste, besonders der Rami supraorbitales, die gelegentlich auftretende Glykosurie (s. Fall 28, 32, 46), sowie die Intoleranz gegen Alkohol und Nikotin. Dagegen fanden sich in keinem „reinen" Falle typisch hysterische Symptome, wenigstens nicht zu Beginn der Erkrankung, wohl kamen sie gelegentlich sekundär zur Beobachtung. Zum Bilde der eigentlichen Kommotionsneurose gehören sie nicht. Auch das Hinzutreten spezifisch neurasthenischer Erscheinungen (erhöhte allgemeine Erregbarkeit und abnorm leichte Ermüdung) wurde nur bei dem kleineren Teil der Fälle in stärkerer Ausprägung bemerkt. Im Vordergrund standen stets mehr oder weniger zahlreich die direkten Symptome von seiten des Kopfes. Im weiteren Verlaufe ließ sich dann häufig noch eine mäßige Steigerung der Sehnenreflexe, Tremor digitor. usw. nachweisen, doch eigentlich nur bei den Fällen mit spezifisch neurasthenischem Einschlag. Handelte es sich um eine Commotio cerebri leichteren oder schwereren Grades, so bestand zu Anfang Benommenheit bis tiefe Bewußtlosigkeit, Übelkeit und Erbrechen nach dem Aufwachen, Veränderungen, besonders Verlangsamung des Pulses, welch' letztere sich aber meist in relativ kurzer Zeit zurückbildete. Abgesehen von einer häufig vorhandenen Kongestion zum Kopfe, die vielleicht in lokalen Störungen und wohl nicht wie bei der Schreckneurose in einer allgemeinen Alteration des Vasomotoriums ihre Ursache hatte, traten vasomotorische Symptome in solchem Komplexe, wie er als charakteristisch für die Schreckneurose beschrieben wurde, bei den „reinen" Fällen nicht auf, wie denn überhaupt durch Vergleich sich die prinzipielle Verschiedenheit der nach Schreck und der nach Kopftraumen auftretenden Symptomenbilder ohne weiteres ergeben dürfte: im Vordergrund der Schreckneurosen steht neben der starken psychischen Alteration der „vasomotorische", im Vordergrund der Kommotionsneurosen der „zerebrale" Symptomenkomplex. Epileptiforme und ähnliche gelegentlich nach Kopftraumen auftretende Erscheinungen weisen stets auf eine ausgesprochen organische Läsion hin und bleiben daher ebenso wie die nach Kopftraumen angeblich vorkommenden echten Tumorbildungen unerörtert, zumal sie höchstens im Beginne in Differentialdiagnose mit den vorher besprochenen Störungen kommen dürften. Auch die durch Kopfverletzungen ausgelösten Psychosen i. e. S. bleiben, wie überhaupt in dieser Arbeit, hier außer Betracht.

Bezüglich der nach sonstigen lokalen Traumen auftretenden nervösen Störungen herrscht im allgemeinen die Anschauung, daß die lokale Läsion keine integrierende Rolle spiele und quantitativ in keinem entsprechenden Verhältnis zu den sich anschließenden nervösen Störungen stehe, insofern die ursprünglichen lokalen Verletzungen meist rasch, in wenigen Tagen oder Wochen heilten, ohne nennenswerte Beschwerden zu hinterlassen, und sich andererseits ein vielgestaltiges nervöses Krankheitsbild entwickele. In sehr vielen Fällen trifft dies, wie auch unser Material zeigt, in der Tat zu. Noch häufiger aber scheinen die ursprünglichen Beschwerden an der Läsionsstelle sich zu fixieren, wenigstens blieben unter unseren Fällen mit ausschließlich lokalen Traumen bei ca. 66 $^2/_3$ % die lokalen Störungen lange Zeit hindurch bestehen und zwar blieben sie entweder isoliert oder sie bildeten den Ausgangs- und Mittelpunkt sonstiger nervöser Beschwerden. Auf die Fortentwicklung des nervösen Krankheitsbildes werde ich weiterhin bei Besprechung der sogen. Rentenkampfneurose einzugehen haben. Hier möchte ich nur diejenigen Formen näher erörtern, die eine an der Läsionsstelle isolierte Störung darstellen und die man daher mit einer gewissen Berechtigung auch als „l o k a l e N e u r o s e n" bezeichnen kann, wenngleich hierbei nicht zu vergessen ist, daß es sich meist nur um eine lokalisierte Erscheinung auf allgemein-nervöser Grundlage handelt. Bei den sog. lokalen Neurosen im oben definierten Sinne ist nun zunächst von Wichtigkeit die möglichst scharfe Abtrennung von organischen Schädigungen, eine nicht immer ganz leichte Aufgabe. Viele organische Läsionen wie Dehnungen, Zerrungen und kleine Zerreißungen an Muskeln und Bändern, Periostverletzungen, Knochenfissuren, subkutane Blutungen mit nachfolgenden Indurationen und dergleichen sind nur sehr schwierig oder auch überhaupt nicht zu diagnostizieren. Die vorgebrachten subjektiven Beschwerden werden aber beim Fehlen eines pathologischen Befundes gar zu leicht einfach als funktionell bedingt angesehen, obgleich eine nervöse Störung überhaupt nicht vorliegt. Solange aber für die Annahme eines funktionellen Leidens kein hinreichend begründeter Anhalt gegeben ist, sollte man in derartigen, oft schwierig liegenden Fällen mit der Diagnose recht zurückhaltend sein. Selbstverständlich können im Laufe der Zeit, zumal bei hypochondrisch veranlagten Individuen nervöse Erscheinungen sich hinzugesellen, so daß also ein Mixtum compositum von funktionellen und larviert organischen Störungen resultiert.

Die reinfunktionellen Erscheinungen lokaler Natur pflegen hauptsächlich zu bestehen in K o n t r a k t u r e n, L ä h m u n g e n, T r e m o r und S e n s i b i l i t ä t s s t ö r u n g e n. Gelegentlich kommen aber auch lokalisierte v a s o m o t o r i s c h e N e u r o s e n nach Trauma zur Beobachtung. So entwickelte sich z. B. in einem

Falle unseres Materiales (Nr. 38), allerdings neben sonstigen nervösen Störungen, eine typische Raynaud'sche Erkrankung der Finger. Der Zusammenhang mit dem Unfall wurde von einem Teil der Gutachter abgelehnt, andererseits hingegen von autoritativer Seite anerkannt. Die Fälle erstgenannter Art sind mitunter einer suggestiven Behandlung zugängig und weisen damit direkt auf ihre hysterische Provenienz hin; oft finden sich bei genauer Nachprüfung gleichzeitig noch sonstige hysterische Symptome oder hysterische Antezedentien, die aber gegenüber der lokalen hysterischen Störung zurücktreten. Fraglich ist jedoch, ob alle derartige lokale funktionellen Störungen lediglich als hysterisch, d. h. psychisch bedingt, anzusehen sind und ob nicht doch in einem Teile der Fälle eine gewisse, vielleicht nicht einmal mikroskopisch nachweisbare direkte Alteration der in Betracht kommenden Nerven angenommen werden muß. So dürfte insbesondere den mit Tremor einhergehenden Fällen beim Fehlen sonstiger hysterischer Erscheinungen sehr häufig eine solche Läsion zu Grunde liegen, deren Intensität so geringfügig sein mag, daß Änderungen der elektrischen Erregbarkeit fehlen und auch sonstige feinere klinische Untersuchungsmethoden keinen sicheren Aufschluß über die spezielle Art der nervösen Erkrankung geben können. Oppenheim[46] hält es für nicht ausgeschlossen, daß bei den traumatischen Neurosen „auch feinere materielle Läsionen (an den Gefäßwänden, Zerfall des Markes einzelner Fasern usw.) vorliegen und die Grundlage einzelner Erscheinungen bilden." Weiterhin ist er der Ansicht, daß ein die Körperperipherie treffendes Trauma dadurch auf das Großhirn wirken kann, „daß die Erschütterung sich direkt in der Bahn der sensiblen Nerven auf dieses fortpflanzt und daselbst Veränderungen hervorruft oder daß ein von einer Narbe ausgehender Reiz es dauernd beeinflußt" — eine Anschauung, der u. a. Goldscheider und Binswanger beigetreten sind. Wie dem auch sei, jedenfalls muß betont werden, daß die Bezeichnung „lokale Neurose" keineswegs eindeutig ist, sondern lediglich als Sammelbegriff für verschiedenartige an der Läsionsstelle lokalisierte Störungen funktionellen Charakters angesehen werden kann. Erwähnt sei schließlich noch, daß auch manche lokalisierte Neurosen innerer Organe, z. B. Herzneurosen, Magenneurosen nach lokalen Kontusionen in vorstehende Gruppe gehören. Wie überhaupt bei den lokalen Neurosen, so vermag insbesondere hier die Unterscheidung gegenüber organischen Erkrankungen und damit die Prognosenstellung erhebliche Schwierigkeiten zu verursachen, da nach Kontusionen außer rein funktionellen Störungen häufig Blutungen in Pericard, Myocard, Endocard, Magenwand usw. auftreten, die zunächst symptomlos bleiben können, um häufig erst im Laufe der Zeit zu klinischen Erscheinungen organischer Natur zu führen.

Die nach allgemeiner Erschütterung ohne stärkere lokale Beteiligung aufgetretenen Neurosen unseres Materials unterscheiden sich von den bisher beschriebenen Krankheitsbildern insofern, als bei ihnen in der übergroßen Mehrzahl der Fälle von vornherein ausgesprochen neurastheniforme Erscheinungen im Vordergrunde der Erkrankung standen: erhöhte allgemeine Reizbarkeit, Abnahme der körperlichen und geistigen Leistungsfähigkeit, hochgradige Ermüdung und Abgespanntheit. Daneben wurde in Fällen, wo leichtere Kontusionen stattgefunden hatten, oft über wechselnde Schmerzen in Rücken, Brust usw. geklagt, ohne daß aber die lokalen Symptome so stark fixiert waren wie bei den sogen. „lokalen Neurosen". Häufig wurde auch über Schlaflosigkeit, mitunter noch über unbestimmte sonstige nervöse Störungen geklagt. Objektiv fand sich meist Steigerung der Haut-, Sehnen- und Periostreflexe. Typisch hysterische Erscheinungen traten dagegen, wenigstens in der ersten Zeit der Erkrankung, in keinem Falle auf. Auch die bei den Schreck- und Kommotionsneurosen beschriebenen Symptomenkomplexe kamen in ihrer charakteristischen Form niemals zur Beobachtung. Die auffallende Tatsache, daß ein vorwiegend neurastheniformer Symptomenkomplex im Vordergrund der Erkrankung zu stehen pflegte, dürfte vielleicht darin ihre Ursache finden, daß durch die heftige allgemeine Erschütterung eine Alteration des gesamten Nervensystems entstanden sein mag, die sich vor allem in einer erhöhten Erschöpfbarkeit äußert. Es handelt sich hier um Krankheitsbilder, die Ähnlichkeit haben mit den von Erichsen[18] beschriebenen und als „railway spine" bezeichneten nervösen Störungen, bei denen Erichsen unterschied 1. „Gehirnsymptome", 2. „Rückgratssymptome", 3. Symptome, „welche sich auf die Glieder beziehen" und die im wesentlichen neurasthenischen Charakter trugen. Wenn auch die Erichsen'schen Anschauungen über das Wesen der „railway spine" in der ursprünglichen Form nicht mehr zutreffen, so dürfte doch gerade bei den nach allgemeiner Erschütterung auftretenden nervösen Störungen eine gewisse materielle Alteration immerhin im Bereiche der Möglichkeit liegen, was besonders deshalb betont sei, weil ein Teil der Autoren geneigt ist, etwaigen materiellen Läsionen bei den Unfallneurosen überhaupt eine allzugeringe Bedeutung beizumessen oder gar — wohl unter dem Einflusse der Charcot'schen Schule — ihr Vorkommen völlig in Abrede zu stellen und alle resultierenden Störungen lediglich psychischen Einflüssen zuzuschreiben. Zweifellos spielen psychische Momente bei den Unfallneurosen eine ganz erhebliche, meist sogar dominierende Rolle, aber es ist nicht angängig, hierbei die etwaigen somatischen Veränderungen ganz außer acht zu lassen. Auch Strümpell[66] ist der Ansicht, daß eine allgemeine mechanische Erschütterung des Nervensystems für manche Fälle keineswegs von der Hand zu weisen ist.

Bei den bisher erörterten Krankheitsformen sind nur diejenigen Fälle unseres Materials in Betracht gezogen, bei denen einwandfrei nur ein einzelnes Trauma psychischer oder somatischer Natur primär eingewirkt hatte. Die danach zunächst entstehenden Symptomenkomplexe sind dementsprechend, wie gezeigt, relativ einfacher Natur. Wesentlich komplizierter werden die primären nervösen Krankheitsbilder, falls mehrere ätiologische Momente in Betracht kommen. Es findet dann meist eine ganz charakteristische Kombination der den betr. ätiologischen Momenten entsprechenden Symptomenkomplexe statt, wobei allerdings zu beachten ist, daß die einzelnen, sich kombinierenden Symptomenkomplexe, zum Teil bedingt durch die Ungleichheit der ätiologischen Momente, keineswegs stets in gleicher Intensität auftreten oder anhalten, wodurch eine weitere Variabilität der Krankheitsformen bedingt ist. Einzelne, auf ein bestimmtes ätiologisches Moment zurückzuführende Erscheinungen können sogar so untergeordneter Natur sein, daß sie kaum zur Geltung kommen, während der kombinierende Symptomenkomplex völlig die Oberhand behält und dem ganzen Krankheitsbild sein charakteristisches Gepräge verleiht. In vielen Fällen jedoch, besonders bei gleicher Tragweite der einwirkenden Traumata, kommen die jeweiligen Symptomenkomplexe gleichmäßig zu voller Entfaltung. Sehr charakteristisch erschien z. B. bei unseren Fällen die nach Schreck und Kopftrauma auftretende Kombination des vasomotorischen und zerebralen Symptomenkomplexes, wozu neben den durch den Schreck bedingten psychischen Alterationen, besonders bei Disponierten, noch hysterische Erscheinungen hinzutraten, so daß eine ganz eigenartige Mischform entstand, wie sie praktisch recht häufig zur Beobachtung kommt. Unter den 21 Fällen, wo außer dem Schreck noch ein lokales Trauma eingewirkt hatte, fanden sich 14, bei denen die Schreckwirkung im Vordergrunde stand, während in den übrigen 7 Fällen die lokalen Beschwerden sich mit der Schreckwirkung kombinierten und sich als recht hartnäckig erwiesen, zuweilen hartnäckiger als die allmählich abklingende Schreckwirkung. Bei den 6 Fällen, wo Schreck + Kopftrauma + sonstige lokale Traumen in Betracht kamen, gelangte die lokale Läsion ausnahmslos in kurzer Zeit zur definitiven Heilung während die auf den Schreck und das Kopftrauma zurückzuführenden Beschwerden noch mehr oder weniger lange Zeit sich geltend machten und zwar wiederum in der oben beschriebenen charakteristischen Kombination der Symptomenkomplexe. Unter den 26 Fällen, bei denen ätiologisch Kopftrauma und sonstiges lokales Trauma vermerkt war, spielte das lokale Trauma bei $33^1/_3$ % nur eine untergeordnete Rolle, während in den übrigen Fällen die lokalen Beschwerden einen integrierenden Bestandteil des gesamten Krankheitsbildes ausmachten. Bei den Kombinationen mit allgemeiner Erschütterung traten oft ziemlich unbestimmte nervöse Erscheinungen auf, die aber doch zu allermeist ausgesprochen neurasthenische Elemente enthielten.

Sämtliche im Vorstehenden beschriebenen Krankheitsbilder sind, wie bereits betont, lediglich als die unmittelbar an den Unfall sich anschließenden, direkt auftretenden Folgen, also als primäre nervöse Störungen anzusehen. Sie alle können, je nach der Schwere der Erkrankung, nach mehr oder minder langer Frist zum Abklingen kommen, vorausgesetzt, daß die Ausheilung durch keine komplizierenden Einflüsse hintangehalten wird. So berichtet Döllken (N. C. 1906) über akut ablaufende Unfallneurosen bei Offizieren, Sportsleuten und Studenten.

In außerordentlich vielen Fällen geht jedoch der Heilungsverlauf weniger glatt vonstatten, und zwar betreffen diese weniger günstig verlaufenden Fälle in der Hauptsache Patienten, die wegen ihres Unfalles irgendwelche Entschädigungsansprüche geltend machen können. Vor ca. 2 Jahren brachte aus Anlaß des 25 jährigen Jubiläums der Unfallversicherung die „Rheinische Ärztekorrespondenz" einen sehr beachtenswerten Aufsatz des früheren Senatsvorsitzenden im Reichsversicherungsamt Dr. F. Friedensburg[23] zum Abdruck, worin vor allem die Kehrseite der sozialen Gesetzgebung beleuchtet wurde und in dem sich die vorliegendenfalls speziell interessierenden Sätze finden: „Schäden, die sonst in wenigen Wochen ihre Wirkung verlieren, heilen bei einem Unfallverletzten niemals .... Denn die Arbeiter-Versicherung oder wenigstens ihre Ausführung hat uns nicht nur die berüchtigte neue Krankheit, die Rentenhysterie, gebracht, sondern auch sehr weite Volksschichten geradezu verdorben durch jene unselige Verschiebung der Moral, jene Verweichlichung der Anschauungen von Recht und Unrecht usw." Ganz kürzlich ist allerdings der jetzige Präsident des Reichsversicherungsamts Dr. Kaufmann in einem auf dem 26. Berufsgenossenschaftstage zu Hamburg gehaltenen Vortrag über Licht und Schatten bei der deutschen Arbeiterversicherung den gegen die Arbeiterversicherung gerichteten Vorwürfen entgegengetreten, indem er hervorhob, daß die Sucht nach Vorteilen unter Benutzung unlauterer Mittel keineswegs eine neue oder der Arbeiterversicherung eigentümliche Erscheinung sei, sondern auch in sonstigen Berufsklassen sich geltend mache.

Ich habe bereits darauf hingewiesen, daß vor allem Befürchtungs- und Begehrungsvorstellungen das ursprüngliche Krankheitsbild sekundär zu beeinflussen pflegen, und zwar treten diese Vorstellungen oft schon sehr frühzeitig in Erscheinung. Häufig genug macht man die Beobachtung, daß Patienten schon wenige Tage nach ihrem Unfalle über ihre soziale Benachteiligung zu jammern beginnen und ihr ganzes Verhalten von vornherein danach einrichten, eine möglichst hohe Entschädigung herauszuschlagen. Der meist erheblich übertriebene Anspruch wird mit einer Hartnäckigkeit und Energie durchzusetzen versucht, die zu dem sonstigen Mangel an Tatkraft oft seltsam kontrastiert. Dabei pflegen Autosuggestionen sowie Suggestionen Dritter die oft nur ziemlich geringfügigen direkten Unfallfolgen aufzubauschen, nicht immer in böswilliger, betrügerischer Absicht, vielfach lediglich, um den mannigfachen Klagen überhaupt Glauben zu verschaffen. Übertreibung, bewußte sowohl wie unbewußte, spielt bei den nervösen Unfallfolgen jedenfalls eine außerordentlich große Rolle, wenngleich eigentliche Simulation doch weit weniger vorkommen dürfte als manche Autoren, besonders in früheren Jahren anzunehmen geneigt waren. Nach Becker[4]: „Die Simulation von Krankheiten und ihre Beurteilung" nahm Seligmüller[63] an, daß 25 % aller traumatischen Neurosen auf Simulation beruhten, Hoffmann 33 %, Schultze[58] 36 %. Stursberg (in Schultze und Stursberg, l. c.) äußert sich folgendermaßen: „Zusammenfassend dürfen wir wohl sagen, daß die Nachforschungen über den weiteren Verlauf der von uns beobachteten Fälle nichts ergeben haben, was geeignet wäre, unseren Standpunkt gegenüber der Simulations- und Aggravationsfrage zu erschüttern, und daß demgemäß unsere oben wiedergegebene Berechnung, daß mehr als 50 % der mit nervösen Störungen nach Unfall behafteten Kranken bewußt übertreibe, zu Recht besteht." Mittelhäuser[38] nimmt sogar an, daß bei mindestens 90 % aller Fälle Übertreibung im Spiele sei, während reine Simulation außerordentlich selten sei, wenn sie auch vereinzelt vorkommen möge. Unter den 173 Fällen, die dieser Arbeit zu Grunde liegen, konnte direkte Simulation nur dreimal nachgewiesen bezw. als nahezu sicher vorliegend erachtet werden (Fall 171, 172, 173). In Fall 171 handelte es sich um einen als Trinker und Raufbold bekannten Arbeiter, der sich selbst mit einem Hammer eine Verletzung der Hand beibrachte und behauptete, gelegentlich eines Eisenbahnunfalls beschädigt worden zu sein. Er produzierte eine ganz eigenartige Form von Zittern, war sehr wehleidig usw. und wurde, auch von autoritativer Seite, unter der Diagnose „Myoklonische Form von Hysterie" als völlig erwerbsunfähig erachtet. Simulation oder Übertreibung wurde als „absolut unmöglich" bezeichnet. Kurz bevor der angebliche Patient die mit dem Fiskus vereinbarte Abfindungssumme ausgezahlt erhalten sollte, kam der wahre Sachverhalt ans Tageslicht. Es erfolgte dann wegen Betrugs Verurteilung zu 1 Jahr Gefängnis. In Fall 172 mußte die Einleitung des Strafverfahrens wegen unzureichenden Beweismaterials von der Staatsanwaltschaft abgelehnt werden, doch ist nach den eingezogenen Ermittlungen als sicher anzunehmen, daß grobe Simulation vorgelegen hat. Der angeklagte Patient, der bereits vorher zweimal sein „Glück" in Eisenbahnunfällen versucht hatte und beim ersten Mal in der Tat eine größere Abfindungssumme erbeutete, versuchte denselben Trick in verschiedenen Eisenbahndirektionsbezirken, strengte sogar Zivilklage an. Als schließlich definitive Abweisung seiner Ansprüche durch das Oberlandesgericht erfolgte, war unmittelbar darauf die vorher demonstrierte Lähmung verschwunden. Fall 173 wurde von der Königlichen Eisenbahnverwaltung abgelehnt, da durch Zeugen erwiesen werden konnte, daß die bei dem Pat. vorhandenen Schrammen am Kopf nicht auf einen Unfall, sondern lediglich auf eine während der Bahnfahrt vorgekommene Prügelei mit seiner Ehegattin zurückzuführen waren. Es handelte sich hier also ebenso wie in Fall 171 um Simulation eines Unfalles und einer „Neurose“, während in Fall 172 möglicherweise das erste Mal ein Eisenbahnunfall vorgelegen hat, aber die Folgen simuliert waren. Mitunter wird auch ein früher vorhandenes Leiden dem eintretenden Unfalle zur Last gelegt und damit eine gewisse Simulation versucht. Gröbere Übertreibung war noch in einer weiteren Anzahl von Fällen (18) anzunehmen, geringere Übertreibung ohne nennenswerte Bedeutung für die Beurteilung des betr. Falles scheint bei der überwiegenden Mehrheit mitgespielt zu haben. Dabei ist zu bemerken, daß gröbere Übertreibung von Simulation nicht prinzipiell verschieden und eigentlich nichts anderes als eine „partielle Simulation“ ist, während man die geringeren Grade von Übertreibung wohl oft als Ausfluß der krankhaft veränderten Psyche auffassen kann. Im ersteren Falle würde es sich also um bewußte, im letzteren um unbewußte Übertreibung handeln. Die Übertreibung betrifft entweder alle oder nur einen Teil der Beschwerden. Bei bewußter Übertreibung (partieller Simulation) können auch nicht vorhandene Beschwerden zu einem bestehenden, unbewußt aggravierten Krankheitsbilde neu hinzusimuliert werden, so daß ein eigenartiges Gemisch von tatsächlich vorhandenen, unbewußt übertriebenen und simulierten Symptomen entsteht — ein Komplex, der außerordentlich häufig zur Beobachtung kommt im Gegensatz zu der relativ seltenen „totalen Simulation“ eines ganzen Krankheitsbildes.

Nicht zu vergessen ist der Umstand, daß häufig das Bewußtsein des Geschädigtseins und weiterhin des Rechtes auf Entschädigung so tief gewurzelt ist und oft zu solch' psychischer Veränderung des Patienten geführt hat, daß die Rentenbestrebungen und Übertreibungen schließlich mehr als Ausdruck jener in hypochondrisch-querulatorischer Richtung krankhaft veränderten Psyche denn eines auf Täuschung berechneten Gebahrens anzusehen sind. Die Sucht nach Rente bezw. Abfindung, überhaupt die Begehrungsvorstellungen, sind, wie Cramer (D. m. W. 1912, Nr. 12) betont, an und für sich „kein krankhaftes oder für die Nervosität nach Unfällen charakteristisches Symptom", sie sind vielmehr tief begründet in der Eigenart der menschlichen Psyche und besonders der modernen, nach Genuß und raschem, mühelosem Gewinn trachtenden Psyche. Sie können aber ins Krankhafte ausarten und sind dann imstande, ihrerseits zu den verschiedenartigsten nervösen Störungen — zu Rentenkampf- resp. Abfindungsneurosen — zu führen. So berechtigt es sein mag, nervösen Unfallpatienten mit einer gewissen Vorsicht entgegenzutreten, so verkehrt ist es, nun ohne weiteres einen jeden als mehr oder weniger starken Simulanten anzusehen. Besonders die Entschädigungspflichtigen scheinen mitunter der Ansicht zuzuneigen, es handle sich eigentlich um gar keine echte Erkrankung, sondern die vorgebrachten Klagen seien samt und sonders Ausdruck unberechtigter Rentenbestrebungen. Derartige zweifellos zu weit gehende Anschauungen mögen z. T. darauf beruhen, daß bei nervösen Unfallpatienten allerdings oft genug die primären Krankheitssymptome von sekundären Erscheinungen überlagert werden. Die Rentenkampf- resp. Abfindungsneurosen können, worauf schon hingewiesen, sich entwickeln, ohne daß der Unfall selbst direkt zu irgend welchen nervösen Störungen geführt hätte — und diese dürften wohl als reinste Form der Rentenkampf- resp. Abfindungsneurosen anzusehen sein. Beispiele aus unserem Material sind die Fälle 29, 60, 65, 70, 71, 73, 75, in denen sämtlich während der ersten Wochen oder Monate nach dem Unfalle keinerlei nervöse Beschwerden bestanden, wo die ursprüngliche Verletzung — Kopfkontusion, Rippenbruch, Hornhautverletzung, Handverletzung, Knöchelbruch, Lungenquetschung, Rückenkontusion — relativ rasch zur Ausheilung gelangte und dann erst nervöse Beschwerden verschiedenster Art im Verlaufe des Entschädigungsverfahrens sich hinzugesellten und zwar mitunter in solchem Maße, daß die anfangs noch völlig intakte Erwerbsfähigkeit späterhin als ganz oder nahezu ganz aufgehoben erachtet werden mußte. In sehr vielen Fällen schieben sich jedoch die hauptsächlich durch den Kampf um die Entschädigung entstehenden hypochondrisch-querulatorischen Erscheinungen, oft gleichzeitig mit sekundär sich entwickelnden hysterischen Störungen, in die Symptomenkomplexe der früher beschriebenen primären Unfallneurosen ein, um diese ganz allmählich in mitunter weitgehendem Maße zu modifizieren. Auf diese Weise kann, da die Modifikation nach derselben Richtung hin statthat, nach längerem Verlaufe aus jenen anfangs so grundverschiedenen Typen (Schreckneurosen, Kommotionsneurosen usw.) eine an sich wieder in gewisser Beziehung charakteristische Krankheitsgruppe entstehen — eben jene durch die tiefgehende psychische Alteration charakterisierte Gruppe der Rentenkampf- resp. Abfindungsneurosen mit ihren mannigfachen hypochondrisch gefärbten subjektiven Beschwerden, der oft starken Verstimmung, der bis zu Wutausbrüchen sich steigernden Reizbarkeit, dem Hang zur Übertreibung und zum Querulieren. Die ursprünglichen Charaktere der zu Grunde liegenden primären Neurosen haben sich bei diesen sogenannten „sekundären Neurosen" häufig mehr und mehr vermischt, wenn sie auch unter der oft großen Zahl neuhinzugekommener Erscheinungen meist noch deutlich erkennbar sind. Das den primären Neurosen durch den Entschädigungskampf gegebene einheitliche Gepräge berechtigt aber nicht dazu, die aus ganz verschiedenen Grundtypen hervorgegangenen Endstadien, d. h. die sekundären Neurosen ohne weiteres untereinander zu identifizieren, wenn es auch angängig sein mag, sie bei ihrer oft weitgehenden Ähnlichkeit in einer gemeinsamen Gruppe unterzubringen. Im Einzelfalle sollte man statt Rentenkampfneurose lieber sprechen von sekundärem Stadium der Schreckneurose, der Kommotionsneurose usw., zumal ja der Rentenkampf, wenn auch in der Hauptsache, so doch nicht ausschließlich die sekundäre Veränderung bewirkt.

Zusammenfassend läßt sich sagen, daß der schließlich resultierende Zustand ein Produkt aus direkter und indirekter Unfallwirkung darstellt. Bruns („Unfallneurosen", Enzykl. Jahrb. 1899) ist der Ansicht, „daß zwar für den Ausbruch einer traumatischen Nervenerkrankung das Trauma und was mit demselben unmittelbar zusammenhängt, für die weitere Entwicklung derselben aber die Anwesenheit von Begehrungsvorstellungen und verwandte psychische

Momente maßgebend seien.“ Betont sei übrigens, daß selbst bei langer Dauer keineswegs sämtliche Fälle die vorher gekennzeichnete, hochgradige psychische Alteration aufweisen, d. h. zur ausgesprochen typischen Rentenkampfneurose werden. Bei einer ganzen Reihe von Patienten bleiben die primären Beschwerden, nachdem sie oft bis zu einem gewissen Grade abgeklungen sind, von da an einfach in nahezu unveränderter Weise bestehen oder werden wenigstens Jahr für Jahr bei jeder Nachuntersuchung vorgebracht, ohne daß stärkere hypochondrisch-querulatorische Erscheinungen hinzuträten; doch ist in derartigen Fällen Übertreibung unbewußter und bewußter Art sehr häufig im Spiele, die ja natürlich in Rentenbestrebungen ihre Ursache hat, so daß Ansätze zur typischen Rentenkampfneurose immerhin vorhanden sind. Fälle dieser Art werden bei dem berufsgenossenschaftlichen Material sogar recht zahlreich beobachtet, während bei den Rentenempfängern der Eisenbahnverwaltung, nach dem vorliegenden Material zu urteilen, vorwiegend ganz ausgeprägte, schwere Formen von Rentenkampfneurose mit allen Charakteristika sich finden. Es kommen also, was ja auch eigentlich selbstredend ist, alle Übergänge vor von primären Neurosen bis zu leichten, schweren und schwersten Formen von sekundären, d. h. Rentenkampfneurosen. Die jeweils verschieden weitgehende Ausbildung letztgenannter Formen mag zum Teil in der Höhe der Rente begründet sein. Hohe Renten, wie sie bisher häufig von der Eisenbahnverwaltung gezahlt wurden bezw. auf Grund gerichtlicher Entscheidungen gezahlt werden mußten, können auf die Dauer nur dazu beitragen, die nervösen Beschwerden zu stabilisieren, den Hang zum Nichtstun, Grübeln und Querulieren zu stärken. Bei niedrigen Renten, die zur Arbeit zwingen, ist dies in weit weniger hohem Grade der Fall. Cramer[16] empfiehlt, bei nervösen Zuständen nach Unfällen die erste Rente nicht zu hoch zu bemessen, da im Jnteresse des Verletzten ein gewisser Zwang zur Arbeit ausgeübt werden müsse — eine Anschauung, die von vielen Gutachtern geteilt wird, zumal eine hohe Rente durch den zur Zeit der ersten Rentenfestsetzung meist schon bis zu einem gewissen Grade gebesserten Gesamtzustand auch garnicht gerechtfertigt ist. Vollrente dürfte wohl nur bei außergewöhnlich schweren Fällen zu gewähren sein.

Praktisch, speziell versicherungstechnisch, ist der deletäre Einfluß des Entschädigungskampfes auf den Zustand des Unfallverletzten insofern von großer Tragweite, als für alle lediglich hierdurch entstehenden nervösen Störungen nach einer Entscheidung des Reichsversicherungsamts keine Unfallentschädigung gewährt wird. Die am 20. X. 1902 gefällte Entscheidung lautet: „Nicht der Unfall als solcher wird in den Gutachten als wesentliches Moment für die Entstehung der Hysterie erachtet, sondern vielmehr der Kampf des Klägers um eine Rente. Ist aber danach im wesentlichen nur der eingebildete, einer rechtlichen Grundlage entbehrende Anspruch des Klägers auf eine Rente die Ursache für die Entstehung und Entwicklung der Hysterie, so liegt ein ursächlicher Zusammenhang mit dem Unfall nicht vor.“ Das R.-V.-A. stellt sich also auf den Standpunkt, daß derjenige, der sich durch den Kampf um seine vermeintlichen Ansprüche selbst schädigt, diesen Schaden auch selbst zu tragen hat — eine Anschauung, die jedenfalls gestattet, dem Überwuchern unberechtigter Begehrungsvorstellungen wirksam entgegenzutreten. Allerdings dürften hauptsächlich wohl die reinen Rentenkampfneurosen i. e. S. unter diesem Gesichtspunkte beurteilt werden können, da es bei den übrigen nervösen Störungen nach Unfällen oft recht schwierig ist, zu entscheiden, welcher Bruchteil der nervösen Erscheinungen dem Unfalle selbst zur Last zu legen und welcher lediglich auf den Rentenkampf zurückzuführen ist. In der Frage, inwieweit der durch einen Rechtsstreit um die Unfallentschädigung hervorgerufene krankhafte Zustand eines Verletzten eine entschädigungspflichtige Unfallfolge ist, hat übrigens neuerdings auch das Reichsgericht eine grundlegende Entscheidung gefällt (s. Zeitschr. für Bahn- und Bahnkassenärzte 1912, Nr. 4). In dem Urteil vom 14. November 1910 VI 517/1910 heißt es u. a.: „Der Prozeß auf Schadenersatz ist gewiß nicht an sich eine Folgewirkung der Körperverletzung, sondern nur durch diese veranlaßt. Dieser Zusammenhang ist . . . . . ein bloß äußerlicher und zufälliger. Nichtsdestoweniger können die seelischen Aufregungen, die der Prozeß für den Verletzten mit sich bringt, in einem inneren ursächlichen Zusammenhange mit der Verletzung stehen, insofern als die Verletzung in dem Betroffenen eine auf nervösem Krankheitszustande beruhende Herabminderung der seelischen Kräfte, eine Schwächung der Widerstandskraft gegen die Unbilden und Kämpfe des Lebens erzeugt hat, die alsdann tatsächlich, wenn solche Unbilden eintreten oder solche Kämpfe notwendig werden, jenen Krankheitszustand verschlimmern und die Widerstandskraft bei dem Verletzten vollends erschöpfen. Das alles ist im vorliegenden Falle von dem Berufungsgerichte festgestellt; gegen die Annahme eines ursächlichen Zusammenhanges zwischen dem Unfall und den Krankheitsfolgen der Prozeßaufregungen sind deshalb im gegebenen Falle an sich rechtliche Bedenken nicht zu erheben. Diese Begründung ist jedoch nur eine allgemeine, den Standpunkt des Rechts erläuternde. Sie begründet die Ablehnung eines Teils der Berufung im gegenwärtigen Stadium der Prozeßführung. Sie kann aber nur gelten für den Fall, daß Beschädigter sich mit seinen Ansprüchen in den Grenzen hält, die durch seine Lebens- und Erwerbsverhältnisse vor dem Unfall und durch die Einwirkung der Verletzung auf diese Verhältnisse gegeben sind. Wenn Verletzter über diese Verhältnisse hinaus seine Forderungen ins Maßlose erweitert, so daß dem Ersatzpflichtigen überhaupt nicht zugemutet werden kann, sich mit ihm in von vornherein unfruchtbare Verhandlungen einzulassen, so entsteht, wie mit Recht geltend gemacht werden kann, die Frage, ob mitwirkendes Verschulden des Kranken nicht gemäß § 254, Abs. 2 B. G. B. in Betracht zu ziehen ist, das die Ersatzpflicht des Schädigers event. aufhebt (§ $254,_1$ B. G. B.). Dieser letzte Fall liegt im gegebenen Falle möglicherweise vor. Der Schädiger (Eisenbahnfiskus) hat weitgehendes Entgegenkommen gezeigt. Die Ansprüche des Klägers erscheinen auf den ersten Blick sehr hoch. Entscheidung hierüber muß besonderem Gerichtsverfahren vorbehalten bleiben." Die von einigen Autoren unter Betonung des ärztlichen Standpunktes vertretene Ansicht, auch die Fälle von reiner Rentenkampf- resp. Abfindungsneurose seien zu entschädigen, dürfte zumal im Hinblick auf vorerwähnte Gerichtsentscheidungen doch wohl zu weitgehend sein. Wenn es auch nach einer Entscheidung des R.-V.-A. z. B. nicht angängig ist, bei unverändertem Befunde und beim Fehlen von Gewöhnung an Unfallfolgen eine Rentenkürzung lediglich von therapeutischen Gesichtspunkten aus vorzunehmen, so dürfte zu erwägen sein, ob für den Rentenkampfneurotiker i. e. S., — der, einmal im Besitz einer Rente, wegen seiner Neigung zur Hypochondrie und zum Querulieren beim Fortbezug der Rente so bald nicht mehr aus seinen falschen Vorstellungen und Autosuggestionen herauskommen wird — die Gewährung einer Entschädigung wirklich eine Wohltat ist, oder ob es nicht vielmehr für die Wiederherstellung seiner Arbeits- und Erwerbsfähigkeit gerade vom ärztlichen Standpunkte aus besser ist, seine vermeintlichen Ansprüche von vornherein abzuweisen oder zu beschränken. Sachs[53] schlägt sogar als Radikalmittel zur Bekämpfung und Verhütung der nicht durch den Unfall selbst hervorgerufenen „traumatischen Neurose“ vor, diese überhaupt nicht als entschädigungsberechtigte Unfallfolge anzuerkennen, ein Standpunkt, dem sich die obenerwähnte Entscheidung des R.-V.-A. vom 20. X. 1902 ganz erheblich nähert, während die zitierte Reichsgerichtsentscheidung nur die im Gefolge maßloser Forderungen auftretenden nervösen Störungen als nicht entschädigungspflichtig ansieht.

Strümpell[68] ist der Meinung, daß, wenn nach Abheilung irgendeiner äußeren Verletzung nervöse Beschwerden geklagt werden, „sofortige völlige Abweisung von bestem Einfluß“ ist.

Eine außerordentlich wichtige Aufgabe in der Bekämpfung und Verhütung der Rentenkampf- resp. Abfindungsneurose dürfte dem erstbehandelnden Arzte zufallen, der die meist übertriebenen Befürchtungen des Verletzten vor den etwaigen schlimmen Folgen des Unfalls zu zerstreuen und den Begehrungsvorstellungen entgegenzuarbeiten versuchen muß und der den Patienten auch auf die rechtliche Seite der Angelegenheit in dem obenerwähnten Sinne aufmerksam machen und ihn, falls er einigermaßen das Vertrauen des Patienten gewinnt, somit vor weiterer gesundheitlicher und sozialer Schädigung bewahren kann.

---

4. Individuelle Disposition, Geschlecht, Alter, soziale Stellung.

Schon seit einer Reihe von Jahren hat man die praktisch wie theoretisch wichtige und interessante Frage erörtert, ob das Auftreten von Unfallneurosen, insbesondere das der sogen. sekundären Formen, etwa von einer gewissen Disposition abhängig ist oder ob auch ein bisher ganz gesundes, in keiner Weise krankhaft veranlagtes oder durch Schädlichkeiten, wie Alkoholismus, Tabakmißbrauch usw. geschwächtes Individuum an nervösen Unfallfolgen erkranken kann.

Kühne[35] ist der Ansicht, daß „nur bei solchen Leuten, welche bereits den Keim der Neurose in sich tragen oder gar schon die ersten Spuren der keimenden Neurose zeigen, ein Unfall eine sogenannte traumatische Neurose zur Entfaltung bringen kann.“ Sachs[58] definiert die Unfallneurose in ihrer typischen Form als „die Reaktion des Degenerierten auf einen zur Rente berechtigenden Unfall auf Grund der in der Volksseele gebildeten Gedankenrichtung“ (Entschädigungsberechtigung, übertriebene Furcht vor den Unfallfolgen). Nonne[42] ist der Ansicht, daß die reinen Fälle von Rentenkampfneurose in nicht geringem Prozentsatz konstitutionell belastete und minderwertige Individuen betreffen.

Bei allen diesen Definitionen handelt es sich offenbar nicht um Unfallneurosen im allgemeinen, sondern nur um die im Laufe des Entschädigungsverfahrens zu sekundärer Veränderung kommenden Fälle. Eine primäre Unfallneurose (Schreckneurose, Kommotionsneurose usw.) kann zweifellos auch ein bis zum Unfalle völlig Gesunder davontragen, obwohl, wie auch Cramer[15] betont, nervöse Störungen nach Trauma ganz allgemein weitaus am meisten bei Individuen mit einer gewissen nervösen Disposition auftreten. Unter unseren 173 Fällen lag über den bisherigen Gesundheitszustand 160 mal eine genauere Angabe vor. Danach bestand bis zum Unfalle angeblich völlige Gesundheit ohne irgendwelche für die Unfallfolgen in Betracht kommende Disposition in 69 Fällen, d. h. bei 43,1 %. Bei den übrigen 91 Patienten (= 56,9 %) wurde von den Gutachtern als disponierendes Moment angesehen:

Nervosität — Neurasth. — Hyst. usw.	38 mal	(15	Männer,	23	Frauen)
Blutarmut	13 „	(3	„	10	„)
Schwächl. Allgemeinkonstitution	9 „	(3	„	6	„)
Alkoholismus	6 „	(6	„	—	„)
Nikotinmißbrauch	1 „	(1	„	—	„)
Arteriosklerose	5 „	(4	„	1	„)
Herzleiden	6 „	(5	„	1	„)
Tuberkulose	5 „	(5	„	—	„)
Lues	4 „	(2	„	2	„)
Ohrenleiden	1 „	(1	„	—	„)
Unterleibsleiden	3 „	(—	„	3	„)
Nierenleiden	2 „	(2	„	—	„)
Frühere Unfälle	19 „	(15	„	4	„)
Zus.	112,	62	Männer,	50	Frauen,

worunter sich 19 mal eine einfache und einmal eine doppelte Kombination verschiedener disponierender Momente findet. Bemerkt sei, daß in fast sämtlichen Fällen, speziell auch bei der Gruppe Nervosität — Neurasthenie — Hysterie bereits vor dem Unfalle ziemlich stark ausgeprägte Erscheinungen bestanden und immerhin die Möglichkeit, daß in einer weiteren Reihe von Fällen die Disposition unerkannt blieb, offen zu lassen ist. Aus obiger Tabelle ist nun ersichtlich, daß unter den 160 Unfallpatienten, von denen genauere anamnestische Daten bekannt waren, 38, d. h. ca. 25 % sich befanden, bei denen bereits vor dem Unfall ausgeprägte nervöse Störungen oder eine stärkere, direkt nervöse Disposition vorhanden war, während bei den übrigen 63 als disponiert angesehenen Patienten sich Erkrankungen nachweisen ließen, die zwar nicht direkt nervöser Natur sind, die aber zweifellos das Nervensystem ungünstig zu beeinflussen imstande sind, z. B. Blutarmut, Alkoholismus, Nikotinmißbrauch. Auch Herz-, Gefäß- und Nierenerkrankungen, Konstitutionsanomalien, Lues und Tuberkulose führen bekanntermaßen sehr häufig zu nervösen Störungen, desgl. chronische Ohren- und Unterleibsleiden. Unter diesem Gesichtspunkte kann man alle obenerwähnten Erkrankungen im weiteren Sinne als disponierende Momente für das Auftreten nervöser Unfallfolgen gelten lassen. Bemerkenswert ist auch die relativ hohe Zahl (12 %) von Patienten, die bereits früher einmal einen Unfall erlitten hatten.

Es scheint, nach mehreren Fällen unseres Materials zu urteilen, als seien manche Patienten geradezu zu Unfällen disponiert. Der Grund dürfte wohl oft in materieller Richtung zu suchen sein. Was die Beteiligungsziffer der Männer und Frauen anbetrifft, so ist das geringe Überwiegen der Männer unter den Disponierten darauf zurückzuführen, daß Alkohol- und Tabakmißbrauch, Tuberkulose, Herz-, Gefäß- und Nierenleiden ersichtlich häufiger bei Männern anamnestisch verzeichnet waren, besonders aber die Zahl der wiederholt Verunglückten bei den Männern überwog, während andererseits unter den Frauen viele nervöse, blutarme und schwächliche Individuen sich befanden.

Im übrigen ist bemerkenswert, daß unter den 173 Unfallpatienten die Frauen nur 31,8 % (55) ausmachten, also von einer stärkeren Disposition der Frauen zu Unfallneurosen im allgemeinen, wenigstens auf Grund des vorliegenden Materials, keine Rede sein kann; nur zur Hysterie scheinen die Frauen stärker disponiert zu sein, denn von den 118 Männern wiesen nur 16, d. h. 13 % typisch hysterische Symptome auf, von den 55 Frauen dagegen nicht weniger als 18, d. h. 33 %.

Die Beteiligung der Nichtdisponierten und der Disponierten an den verschiedenen primären Unfallneurosen zeigt folgende Tabelle:

		keine Dispos. nachweisb.	Dispos. nachweisb.
„reine“ Fälle	Nerv. Stör. nach Schreck	25 %	75 %
	„ „ „ Kopftrauma	55 %	45 %
	„ „ „ sonst. lok. Traumen	25 %	75 %
	„ „ „ allg. Erschütterung	20 %	80 %
„kombinierte“ Fälle	„ „ „ Schreck u. Kopftrauma	23,3 %	72,7 %
	„ „ „ Schreck u. sonst. lok. Trauma	60 %	40 %
	„ „ „ Schreck u. allg. Erschütterg.	60 %	40 %
	„ „ „ Kopftrauma u. sonst. lok. Traumen	44 %	56 %
	„ „ „ Sonst. lok. Traum. u. allgem. Erschütterung	75 %	25 %
	„ „ „ Schreck u. Kopftrauma u. sonst. lok. Traumen	83,3 %	16,7 %

Aus dieser Übersicht geht hervor, daß die „reinen“ Fälle vorzugsweise bei disponierten Individuen auftraten, während die „kombinierten“ Fälle hauptsächlich bei früher völlig Gesunden sich entwickelten. Es könnte dies vorliegendenfalls ein Zufall sein; vielleicht dürfte aber auch die Ursache darin zu suchen sein, daß bei Disponierten schon ein einzelnes Trauma für sich allein zur Auslösung nervöser Unfallfolgen genügt, wohingegen bisher gesunde Individuen widerstandsfähiger sind und oft erst bei kombinierter, also im allgemeinen schwererer Einwirkung in stärkerer Weise reagieren. Eine Ausnahme von dieser Regel scheinen nur die nach Kopftraumen auftretenden nervösen Störungen zu bilden, da hierbei, wie früher dargelegt, es sich häufig um materielle Läsionen handelt, die gleicherweise bei Gesunden wie bei Disponierten entstehen können, während z. B. auf eine Schreckeinwirkung hin ein nervös Disponierter ceteris paribus ungleich heftiger und leichter reagieren dürfte als ein Individuum mit völlig intaktem Nervensystem. Sekundäre Einwirkungen (Begehrungsvorstellungen usw.) sind bei dieser Betrachtung außer acht gelassen.

Was das Lebensalter der Patienten anbetrifft, so ist sehr beachtenswert, daß sich unter den 173 Fällen keine Kinder befinden. Wie aus nachstehender Tabelle ersichtlich, stehen nur 4 Individuen in einem Alter unter 20 Jahren (1 mal 17 J., 3 mal 19 J.), während von den 142 Patienten, bei denen das Alter genau angegeben war, 82, d. h. 58 % im rüstigsten Alter zwischen 20 und 40 Jahren standen.

Alter:	11—20 Jahre	21—30 Jahre	31—40 Jahre	41—50 Jahre	51—60 Jahre	61—70 Jahre	?, aber erwachsen	
Männer:	2	29	29	25	9	3	21	118
Frauen:	2	13	10	6	12	2	10	55
	4	42	39	31	21	5	31	173

Auffallend ist in vorstehender Tabelle vielleicht noch das relativ häufige Vorkommen von Unfallneurosen bei älteren Frauen (51 und mehr Jahre). Das vollkommene Fehlen jugendlicher Patienten dürfte einmal darauf zurückzuführen sein, daß Kinder nur einen sehr geringen Prozentsatz der Passagiere bilden, zum andern aber vielleicht auch darauf, daß Kinder überhaupt ziemlich selten an Unfallneurosen zu erkranken pflegen, wenngleich sie keineswegs davon verschont bleiben.

Schuster und Mendel[61] teilen 53 Fälle von Hysterie bei Kindern mit, wovon aber nur 5 mit einem Unfall in Zusammenhang gebracht werden konnten. Von diesen 5 Fällen kamen 3 zur Ausheilung, während die beiden andern, bei denen charakteristischerweise Entschädigungsansprüche im Spiele waren, ungeheilt blieben. Zweifellos ist der Grund für das spärliche Vorkommen von Unfallneurosen bei Kindern z. T. darin gelegen, daß bei ihnen die früher beschriebenen sekundären Einwirkungen, nicht nur die Begehrungs- sondern auch die Befürchtungsvorstellungen, im allgemeinen nur von untergeordneter Bedeutung sind und etwa nach einem Unfall auftretende nervöse Erscheinungen in relativ kurzer Zeit abklingen. Insbesondere scheinen Schreckeinwirkungen bei Kindern nur vorübergehende Störungen hervorzurufen. So berichtet Stierlin[65] von einem vierjährigen Mädchen, das bei einer Eisenbahnkatastrophe Augenzeuge grauenerregendster Vorgänge war, nach einem anfänglichen leichten psychischen Schreck jedoch bereits am 4. bis 5. Tage wieder in völligem seelischen Gleichgewichte sich befand. Andererseits dürften Gehirnerschütterungen und sonstige ans Gebiet der organischen Läsionen grenzenden Schädigungen auch bei Kindern zu länger dauernden nervösen Störungen führen.

Soziale Stellung:	Männer	Frauen selbständ. Stellung	Frauen Stellung d. Mannes	
Amtsrichter, Ärzte, Pfarrer, Ingenieure usw.	9	—	1	10
Offiziere, Bürgermeister, Gutsbesitzer	3	—	—	3
Künstler (Opernsänger, Schauspieler, Pianisten)	1	2	—	3
Fabrikanten	4	—	5	9
Selbständ. Kaufleute, Händler usw.	23	6	5	34
Kaufm. Angestellte, Reisende, Agenten usw.	43	3	1	47
Wirte, Fuhrunternehmer usw.	2	—	1	3
Mittlere Beamte	—	—	4	4
Unterbeamte	2	—	2	4
Lehrer, Erzieher	—	4	—	4
Näherinnen, Haushälterinnen usw.	—	4	—	4
Handwerker	8	—	3	11
Gehobene Arbeiter (Techniker, Monteure usw.)	8	—	3	11
Fabrikarbeiter, Bergleute, Fuhrleute usw.	13	2	2	17
Hausierer, Korbflechter usw.	2	4	—	6
		25	27	
Ohne Beruf	—	3		3
	118	55		173

So stellte sich noch während der Niederschrift dieser Arbeit eine jetzt 21jährige Patientin zur Nachuntersuchung vor, die vor 10 Jahren durch Fall aus dem Zuge eine Gehirnerschütterung erlitten hatte und die jetzt noch immer an Unfallbeschwerden: Kopfschmerz, Kopfdruck, Schwindelgefühl usw. zu leiden angab. Nachdem sie in den ersten Jahren nach dem Unfall einen mäßigen Beitrag für besondere Aufwendungen erhielt, bezieht sie seit einigen Jahren eine 50 %ige Rente. Eine Besserung konnte objektiv nicht konstatiert werden. Es besteht jedoch begründeter Verdacht, daß Patientin erheblich übertreibt.

Über die sozialen Stellung der Patienten gibt vorstehende Tabelle Auskunft. Ersichtlich sind nahezu alle Stände vertreten, in besonders großer Zahl allerdings der Kaufmannsstand, was naturgemäß auf die starke Benutzung der Eisenbahn durch Kaufleute und kaufmännische Angestellte zurückzuführen ist. Ob und inwieweit der sozialen Stellung für den Verlauf der nervösen Unfallfolgen eine Bedeutung zukommt, wird späterhin zu besprechen sein.

5. Diagnose, Beurteilung und Behandlung.

Obwohl, besonders in den ersten Jahren nach Veröffentlichung der Oppenheim'schen Monographie, die Erörterung der Diagnose und der Einzelsymptome einen großen Raum in der Diskussion über die „traumatischen Neurosen" eingenommen hat, ist eine definitive Klärung auch bis jetzt noch nicht erzielt, insofern die Meinungen über den diagnostischen Wert einzelner objektiver Symptome immer noch geteilt sind und namentlich die Abgrenzung gegenüber Simulation, partieller oder totaler, trotz mancher gut ausgedachter Entlarvungsmethoden immer noch auf Schwierigkeiten stößt. In einer Anzahl von Fällen wird man mehr oder weniger zahlreiche objektive Symptome finden, wie Pulsbeschleunigung, Erhöhung der Haut-, Sehnen- und Periostreflexe, Herabsetzung der Schleimhautreflexe, Lidflattern, vasomotorische Störungen. Zuweilen lassen sich auch, besonders mit Hilfe der elektrokutanen Sensibilitätsprüfung Empfindungsstörungen hysterischer Natur nachweisen. Beim Vorhandensein angeblich schmerzhafter Stellen empfiehlt sich stets die Prüfung auf das sogen. Mannkopf-Rumpf'sche Zeichen, das bei positivem Ausfall, zumal bei gleichzeitiger Kontrolle an korrespondierenden Körperstellen, unbedingt beweisend ist und so wenigstens in einem Teil der Fälle zur Aufklärung der Sachlage beizutragen vermag.

Auf Zittern der Hände und Schwanken bei Augenfußschluß wird zweckmäßigerweise unter gleichzeitiger Ablenkung der Aufmerksamkeit geprüft — eine Methode, die etwaige Übertreibung immerhin bis zu einem gewissen Grade aufzudecken imstande ist. Sehr wichtig, namentlich bei den sehr häufigen Klagen über Kraftlosigkeit und allgemeine Hinfälligkeit ist die Prüfung des Händedruckes mit Hilfe des Dynamometers, wobei der ermittelte absolute Wert von geringerer Bedeutung ist als das Verhältnis der bei gebeugter und der bei gestreckter Hand gedrückten Werte. Gesichtsfeldeinschränkung, der besonders früher eine große diagnostische Bedeutung für die Unfallneurosen zugeschrieben wurde, findet sich im allgemeinen recht selten, eigentlich nur bei sehr schweren Hysterien, wenigstens wurde sie unter den 173 Fällen unseres Materials nur ganz vereinzelt konstatiert. Im übrigen wird man natürlich jeden Patienten aufs eingehendste untersuchen, unter allen Umständen Urin und Blutdruck kontrollieren, um nicht Nephritis, Diabetes oder Arteriosklerose, die ja auch gelegentlich zu nervösen Störungen führen, zu übersehen. Nervös bedingte Blutdrucksteigerungen lassen sich bei Berücksichtigung des sonstigen Befundes von Blutdruckerhöhungen andersartiger Ätiologie meist leicht unterscheiden. Daß Serum- und Röntgendiagnostik vielfach wichtige Aufschlüsse liefern, verdient besondere Betonung.

Wegen der häufigen Klagen über Appetit- und Schlaflosigkeit ist es auch, was leider sehr häufig versäumt wird, erforderlich, in jedem Falle das Körpergewicht festzustellen, um für spätere Vergleiche einen Anhalt zu haben. Manche Patienten klagen Wochen und Monate hindurch über andauernde absolute Schlaflosigkeit, sehen dabei aber relativ wohl aus und bleiben, wie die Gewichtskontrolle ergibt, in gutem Ernährungszustande, was zweifellos nicht der Fall sein würde, wenn ihre Angaben auch nur einigermaßen auf Wahrheit beruhten.

Wichtig ist ferner das psychische Verhalten der Patienten, die etwaige abnorme Reizbarkeit, Depression und Labilität der Stimmung, sowie ihr ganzes Gebahren bei Durchführung der Entschädigungsangelegenheit.

Finden sich bei der Untersuchung keinerlei organische Störungen, die für die vorgebrachten Beschwerden verantwortlich gemacht werden könnten, andererseits dagegen nervöse Symptome der vorher erwähnten Art, so wird man, zumal bei Berücksichtigung der Art des Unfalls und des bisherigen Krankheitsverlaufes, die Klagen des Patienten nicht von der Hand weisen können. Aber auch in denjenigen Fällen, bei denen sich keinerlei objektive pathologische Symptome nachweisen lassen, wird man den Patienten nicht ohne weiteres als Simulanten erklären dürfen — wenigstens solange nicht, als sich keine direkten Simulationsversuche objektiv erweisen lassen, sei es mit Hilfe der dynamometrischen oder sonstiger Entlarvungsmethoden. Es ist stets zu bedenken, daß auch bei nervösen Privatpatienten, die in keinerlei Unfallangelegenheit verwickelt sind, sich oft genug nichts Pathologisches nachweisen läßt und die man deshalb doch nicht als Simulanten ansehen wird. Auch ist zu berücksichtigen, daß nicht alle Unfallneurosen notwendigerweise zu objektiv nachweisbaren Störungen führen müssen. Es gilt dies besonders von den Kommotionsneurosen leichteren Grades, während sich z. B. bei den Schreckneurosen fast ausnahmslos vasomotorische Störungen konstatieren lassen. Man wird bei den Kommotionsneurosen ohne objektiven Befund vor allen Dingen dann den Angaben des Patienten Glauben schenken dürfen, wenn es sich um einen relativ frischen Fall handelt, die vorgebrachten Beschwerden einigermaßen dem Symptomenkomplexe entsprechen, wie er als charakteristisch für die nach Kopftraumen auftretenden nervösen Störungen beschrieben wurde, und wenn sich keinerlei Anhalt für die Annahme partieller oder totaler Simulation findet. Daß ein Simulant seine Beschwerden genau in einem geradezu pathognomonischen Symptomenkomplexe vorbrächte, ist wenigstens für den vorliegenden Fall doch recht unwahrscheinlich. Wenn dagegen gleich in den ersten Tagen alle möglichen Beschwerden vorgebracht werden, die nach der Art des stattgehabten Unfalles und der sonst etwa noch in Betracht kommenden Momente keine hinreichende Erklärung finden, so ist der Fall auf totale oder partielle Simulation mindestens verdächtig. Um aber ein wirkliches Bild von dem Zustande eines Patienten zu bekommen, ist eine mehrfache Untersuchung und eingehende Beobachtung, zum wenigsten für mehrere Tage und womöglich in einer Anstalt, unbedingt erforderlich. Eine einmalige Untersuchung in der Sprechstunde ist zur Abgabe eines Gutachtens über einen Unfallpatienten, zumal über einen solchen mit nervösen Beschwerden, meist unzureichend, da die Mehrzahl der Fälle viel zu kompliziert liegt, um Diagnose und Beurteilung „auf Anhieb“ fixieren zu können. Andererseits können allzu häufig wiederholte Begutachtungen wegen der oft damit verbundenen Unbequemlichkeiten und Aufregungen bekanntermaßen von ungünstiger Wirkung gerade auf einen nervösen Unfallpatienten sein und sind daher auf das notwendige Maß zu beschränken.

Eine weitere Schattenseite liegt darin, daß manche häufig untersuchte Unfallpatienten, meist durch andere darauf aufmerksam gemacht, den Sinn der Untersuchungsmethoden, speziell der Simulationsprüfungen, schließlich herausfinden, ihr ganzes Benehmen danach einrichten und somit erst recht Anlaß zu Täuschungen über ihre Zuverlässigkeit geben. Außerdem merken sie im Laufe der Zeit gar zu leicht, was von ihren Beschwerden dem Arzte wichtig erscheint und bringen bei späteren Untersuchungen dementsprechend ihre Klagen vor.

Unbedingt erforderlich ist es, daß bei sämtlichen Unfallpatienten, auch solchen ohne nervöse Beschwerden, von dem erst behandelnden Arzte eine genaue Untersuchung des Nervensystems vorgenommen wird und zwar sobald wie eben angängig, damit etwa später aus sonstigen Gründen hinzutretende nervöse Störungen, wie es zuweilen der Fall ist, nicht auch dem Unfalle zur Last gelegt werden können. Auch dürften in jedem Falle Erkundigungen bei dem Haus- oder Kassenarzte über etwaige frühere Erkrankungen einzuziehen sein, denn die diesbezüglichen Angaben der Patienten selbst sind oft unzureichend, mitunter direkt falsch. Ferner ist eine Orientierung über die bisherigen Erwerbsverhältnisse durchaus am Platze. Von größter Wichtigkeit ist weiterhin ein eingehendes Studium der Akten mit Zusammenstellung aller von Zeugen und Ärzten konstatierten Erscheinungen. Erst eine genaue Kenntnis aller dieser anamnestischen Verhältnisse ermöglicht es, die durch den Unfall herbeigeführte Schädigung richtig zu beurteilen.

Sänger-Hamburg[56] hat in seiner schon früher zitierten Monographie u. a. interessante Studienergebnisse mitgeteilt, die die Wichtigkeit einer genauen Kenntnis des bisherigen Zustandes in klarem Licht erkennen lassen. Er untersuchte eine große Zahl (119) zum Teil ganz Gesunder, zum Teil Kranker, die wegen Ulcus cruris,

Gonorrhoe oder dergl. in seine Poliklinik bezw. ins St. Georger Krankenhaus kamen; keiner von ihnen hatte jemals einen Unfall erlitten. Es fand sich nun, daß bei 6,7 % eine doppelseitige Gesichtsfeldeinschränkung bestand und bei 4 % Anästhesien sich nachweisen ließen. Steigerung der Sehnenreflexe wurde so häufig gefunden, daß Sänger diesem Symptom keine pathologische Bedeutung mehr beizumessen vermag. Wichtig erscheint sodann vor allem sein Hinweis auf einige nervenschädigende Momente (Alkoholismus, Tabakmißbrauch, Lues, Übermüdung, Unterernährung, Arteriosklerose), die nach seinen Erfahrungen besonders bei Arbeitern sehr häufig eine Rolle spielen, die aber nicht selten übersehen und bei der Beurteilung angeblich nach Unfall aufgetretener nervöser Erscheinungen oft nur ungenügend gewürdigt werden. Genaue Eruierung gerade nach dieser Richtung hin ist daher stets dringendes Erfordernis.

Die durch nervöse Störungen nach Unfällen, insbesondere nach Eisenbahnunfällen, bedingte Erwerbsbeschränkung pflegt im allgemeinen zu Anfang eine recht hohe zu sein und nur allmählich auf einen niedrigeren Grad herabzugehen, auf diesem dann oft sehr lange zu beharren, ohne daß bei den immer wieder vorgenommenen Kontrolluntersuchungen eine wesentliche Besserung zu konstatieren wäre. In manchen Fällen tritt sogar nach anfänglicher Besserung wieder eine Verschlimmerung ein. Es dürften dies besonders diejenigen Fälle sein, bei denen sekundäre Einflüsse, Befürchtungs- und Begehrungsvorstellungen, in stärkerem Maße sich geltend machen. Nur ein Teil der Unfallneurosen zeigt eine ständig fortschreitende Tendenz zur Besserung, und nur die ganz leichten Fälle von Schreckneurosen kommen in kurzer Frist, einigen Wochen oder Monaten, völlig zum Abklingen. Die erdrückend große Mehrzahl der Unfallneurosen bleibt längere Zeit mit mehr oder weniger starker Erwerbsbeschränkung bestehen.

Schultze[60] schätzt die durchschnittliche Dauer des Rentenbezuges bei den Unfallneurosen auf etwa 10 Jahre.

Unter den 173 Fällen unseres Materiales betrug die durch die Unfallfolgen bedingte Erwerbsbeschränkung auf Grund ärztlicher Zeugnisse zum mindesten für die erste Woche nach dem Unfalle:

100 %	in	126	Fällen
80 %	„	1	„
75 %	„	3	„
66⅔ %	„	4	„
60 %	„	3	„
50 %	„	3	„
40 %	„	1	„
33⅓ %	„	2	„
15 %	„	1	„
0 %	„	4	„
unbestimmte Angaben	in	25	„
		173	

Bei **Abschluß des Entschädigungsverfahrens** durch Kapitalabfindung bezw. bei der letzten Rentenfestsetzung betrug die Erwerbsbeschränkung:

100 %	in	34	Fällen
80 %	„	2	„
75 %	„	6	„
70 %	„	1	„
66⅔ %	„	6	„
60 %	„	1	„
50 %	„	17	„
40 %	„	2	„
33⅓ %	„	7	„
30 %	„	3	„
25 %	„	10	„
20 %	„	5	„
15 %	„	10	„
10 %	„	4	„
0 %	„	22	„
unbestimmte Angaben	in	43	„
		173	

Die Frage, ob es zweckmäßig ist, alle Unfallneurotiker einer **Anstaltsbehandlung** zu unterwerfen, muß dahin beantwortet werden, daß bei einem Teil der Fälle zweifellos **ambulante Behandlung** durch den Hausarzt ausreicht. Andere, besonders solche mit schlechtem Allgemeinzustande und schwereren Symptomen, werden jedoch, wenigstens für die Dauer der völligen Arbeitsunfähigkeit, besser einer Anstalt überwiesen, wenngleich hier, zumal in Anstalten mit gemeinsamen Wohn- und Speiseräumen, oft die Schwierigkeit besteht, eine schädliche Beeinflussung seitens anderer nervöser Unfallpatienten fernzuhalten.

Im allgemeinen ist die Behandlung der Unfallneurosen, sowohl die ambulante wie die Anstaltsbehandlung, ja stets eine recht schwierige und undankbare Aufgabe, und führt leider in vielen Fällen nur zu unbefriedigenden Ergebnissen. Gleichwohl sollte in allen Fällen wenigstens ein Versuch gemacht werden, da besonders bei suggestiblen Patienten doch mitunter Erfolge zu verzeichnen sind und zudem der nervöse Patient eines gewissen Anhalts bedarf, schon damit einer weiteren Verschlimmerung vorgebeugt, insbesondere dem Auftreten übertriebener Befürchtungsvorstellungen entgegengetreten wird. Erschwert wird die Behandlung vor allem dadurch, daß viele Unfallneurotiker in Erwartung der ihnen zustehenden Entschädigung gar kein Interesse an ihrer Gesundung zu haben glauben. Im Gegenteil, sie befürchten, durch das Zugeständnis einer Besserung sich materiell zu schaden, halten daher meist hartnäckig an den einmal vorgebrachten Beschwerden fest, bringen womöglich tagtäglich noch neue Klagen, oft in der wehleidigsten Art und Weise vor — alles in der Absicht, dem Arzte ihren Zustand in recht düsterem Lichte erscheinen zu lassen. Das beste Mittel, die Kranken von ihren Beschwerden abzulenken, hypochondrischen Ideen entgegenzutreten und das oft stark gesunkene Selbstvertrauen zu heben, ist — darin stimmen wohl alle Autoren überein — die *Wiederaufnahme einer, wenn auch vorerst nur leichten Beschäftigung.* Schwerere Arbeit wird man den Kranken zunächst nicht zumuten können, raten wir doch auch meist unseren nervösen Privatpatienten ab von allzu intensiver Arbeit. Sofortige Wiederaufnahme der *vollen* Berufstätigkeit dürfte aber auch deshalb in vielen Fällen nicht zweckmäßig sein, weil *mißglückte Arbeitsversuche* gar zu leicht erhebliche *Rückfälle* im Gefolge haben, ein Moment, das bei *allmählicher* Wiedergewöhnung an die Arbeit eher vermieden werden kann. Völlig zwecklos erscheint jede Behandlung bei Patienten, die sich nachweisbar Simulationsversuche irgendwelcher Art zuschulden kommen lassen. Aber auch in sonstigen Fällen ist, wenn trotz geeigneter Maßnahmen keine fortschreitende, bleibende Besserung eintritt, von einer Wiederholung ausgedehnter Heilverfahren oder Kuraufenthalte meist kein greifbarer Erfolg mehr zu erwarten.

6. Weiterer Verlauf.

Wie gestaltet sich nun das Schicksal des nervösen Unfallpatienten in der Zukunft? Ist er tatsächlich an Gesundheit und Arbeitskraft so geschädigt, wie nach dem ständigen Klagen und Jammern und der oft allen Behandlungsmethoden trotzenden Hartnäckigkeit einzelner Symptome es den Anschein zu erwecken vermag? Weiterhin, welcher Entschädigungsmodus ist vorzuziehen, Kapitalabfindung oder Rentenverfahren?

Unter den 173 Fällen unseres Materiales befinden sich 136 Abgefundene und 31 Rentenempfänger. Außerdem ist in einer Reihe von Fällen (6) das Entschädigungsverfahren nicht zur Durchführung gelangt (Simulationsverdacht, eigenes Verschulden beim Unfalle usw.). Um über den weiteren Verlauf der Fälle Auskunft zu erhalten, wurde an alle Ärzte, die ehemals als Berater oder Gutachter tätig gewesen, ein Fragebogen gesandt mit folgendem Schema:

1. War Patient seit . . . noch in Ihrer Behandlung?

2. Wenn dies zur Zeit nicht mehr der Fall, wer behandelt ihn jetzt?

3. Übte er bislang eine Tätigkeit aus und in welchem Maße?

4. Jst bei dem Patienten { Verschlimmerung
Besserung
Heilung } des auf den Unfall zu beziehenden Leidens eingetreten, inwieweit und seit wann? . . . oder ist der Zustand unverändert geblieben?

5. Bestehen zur Zeit noch pathologische Erscheinungen subjektiver oder objektiver Art

   a) von seiten des Kopfes, der Psyche und der höheren Sinnesorgane?
   b) „ „ „ Herzens und des Gefäßsystems?
   c) „ „ der Motilität?
   d) „ „ „ Sensibilität?
   e) „ „ sonstiger Organe?

6. Wie dürfte die Prognose zu stellen sein?

7. Bezieht Patient Rente von einer Versicherungsgesellschaft oder dergleichen?

8. Besondere Bemerkungen:

Außerdem wurden durch die dankenswerte Vermittlung der Kgl. Eisenbahndirektionen behördlicherseits Erkundigungen eingezogen, wobei besonders die Arbeits- und Erwerbsfähigkeit der ehemaligen Patienten Gegenstand der Nachfrage bildete.

Von seiten der Herren Kollegen wurden erfreulicherweise mehr als $^{2}/_{3}$ der versandten Fragebogen beantwortet. Wir möchten nicht unterlassen, für die uns damit geleistete wertvolle Unterstützung hiermit nochmals unseren verbindlichsten Dank auszusprechen. Verwertbare positive Auskünfte gingen ein von Ärzten in 89 Fällen, von Behörden in 153 Fällen; außerdem wurde 21 mal von ärztlicher Seite die Angabe gemacht, daß der betreffende Patient seit Erledigung des Entschädigungsverfahrens nicht mehr behandelt worden sei, was man in allerdings sehr beschränktem Grade insoweit verwerten kann, als diese Angabe im allgemeinen wohl auf den Eintritt einer Besserung in dem Befinden des Patienten hindeuten dürfte. In 20 Fällen war nur von Ärzten eine verwertbare Auskunft zu erhalten, während in den übrigen Fällen entweder nur behördliche oder gleichzeitig ärztliche und behördliche Auskünfte eingingen. Letzteres ist auch der Fall in den obenerwähnten 21 Fällen, bei denen die ärztliche Auskunft „nicht mehr behandelt" lautete, so daß bei Berücksichtigung der gleichzeitigen behördlichen Auskunft die an sich unzureichende Antwort des Arztes doch an Bedeutung gewinnt.

Die 173 Fälle unseres Materiales lassen sich nach den eingegangenen Auskünften einteilen in solche, bei denen

1. eine Heilung im sozialen Sinne,
2. „ „ „ medizinischen Sinne,
3. „ wesentliche Besserung,
4. keine Änderung,
5. eine Verschlimmerung eingetreten ist.

Unter „Heilung im sozialen Sinne" ist zu verstehen Wiedererlangung der vollen Arbeits- und Erwerbsfähigkeit.

Mit „Heilung im medizinischen Sinne", d. h. restlosem Verschwinden sämtlicher Unfallbeschwerden, mag sie sich in einem Teil der Fälle decken.

Im allgemeinen kehrt zunächst die Erwerbsfähigkeit zurück, d. h. es tritt sozial eine völlige Restitutio ad integrum ein, während nervöse Beschwerden, meist leichterer

Natur, noch einige Zeit bestehen bleiben, um sich allmählich zu verlieren, so daß dann auch von einer Heilung im medizinischen Sinne gesprochen werden kann. Heilung im sozialen Sinne ist also der weitere, Heilung im medizinischen Sinne der engere Begriff. Praktisch ist die oben gemachte Unterscheidung insofern von großer Bedeutung, als auf Grund der staatlichen Unfall-Versicherungsgesetze die Berufsgenossenschaften nur für den durch die Erwerbsbeschränkung hervorgerufenen Schaden in mehr oder weniger weitgehendem Maße aufzukommen haben. Ist die volle Erwerbsfähigkeit ganz oder annähernd (bis auf 10 %) wiederhergestellt, d. h. Heilung im sozialen Sinne eingetreten, so fällt damit die weitere Entschädigungspflicht weg, gleichgültig, ob noch Beschwerden bestehen oder nicht. Etwaige Beschwerden dürften, falls volle Erwerbsfähigkeit wieder eingetreten, übrigens meist nur noch ziemlich geringfügiger Natur sein, wobei auch die Gewöhnung an Unfallfolgen in Betracht zu ziehen ist.

Für Behörden usw., die nach Maßgabe der allgemeingesetzlichen Bestimmungen zu entschädigen haben, liegen allerdings die Verhältnisse wesentlich anders. Es kommen hier vor allem in Betracht: § 843 B.G.B. Abs. 1: „Wird in Folge einer Verletzung des Körpers oder der Gesundheit die Erwerbsfähigkeit des Verletzten aufgehoben oder gemindert oder tritt eine Vermehrung seiner Bedürfnisse ein, so ist dem Verletzten durch Entrichtung einer Geldrente Schadensersatz zu leisten."

§ $843_{,3}$: „Statt der Rente kann der Verletzte eine Abfindung in Kapital verlangen, wenn ein wichtiger Grund vorliegt."

§ $847_{,1}$: „Im Falle der Verletzung des Körpers oder der Gesundheit sowie im Falle der Freiheitsentziehung kann der Verletzte auch wegen des Schadens, der nicht Vermögensschaden ist, eine billige Entschädigung in Geld verlangen." Es muß also außer vollem Schadenersatz evtl. sogar noch ein sogen. Schmerzensgeld gewährt werden.

Unter den gebesserten Fällen sind vorliegendenfalls solche zu verstehen, bei denen zwar der Zustand sich in jeder Beziehung wesentlich gehoben hat, bei denen aber einerseits noch Beschwerden vorhanden sind und andererseits noch eine Einschränkung der Erwerbsfähigkeit besteht.

Das zahlenmäßige Resultat unserer Nachfrage über den weiteren Verlauf zeigt folgende Tabelle:

Auskunft	Männer	Frauen	Summa
Geheilt i. soz. S.	75	25	100 = 58 %
gebessert	10	13	23 = 13,3 %
unverändert	30	15	45 = 28 %
verschlimmert	3	2	5 = 2,7 %
	118	55	173

Es geht hieraus hervor, daß seit Regelung der Entschädigungsfrage in dem Befinden der Pat. eine Wendung zum Bessern eingetreten ist in 71,3 %, daß keine Besserung oder sogar Verschlimmerung eingetreten sein soll in 28,7 % der Fälle. Dabei sei erwähnt, daß in vorstehender Tabelle sämtliche 173 Fälle in Betracht gezogen sind, also auch diejenigen Fälle (6), bei denen Abweisung der Entschädigungsansprüche erfolgte oder Simulationsverdacht vorlag.

Da nun die Regelung des Entschädigungsverfahrens bei den übrigen 167 Fällen z. T. durch Kapitalabfindung, z. T. durch Rentengewährung erfolgte, so stellt obige Tabelle lediglich einen Überblick über den Verlauf der Unfallneurosen im allgemeinen dar. Sie läßt entnehmen, daß die Prognose nervöser Unfallfolgen im großen und ganzen als eine günstige bezeichnet werden kann.

Im speziellen sei bemerkt, daß Gruppe 1 (Heilung im sozialen Sinne), der vorher erwähnten Definition entsprechend, auch alle im medizinischen Sinne Geheilten enthält. Um letztere besonders zu ermitteln, kommen selbstverständlich nur die 86 Fälle in Betracht, in denen ärztlicherseits eine bestimmte Äußerung über den weiteren Verlauf abgegeben wurde, während die behördlicherseits eingezogenen Auskünfte bei dieser Frage auszuschalten sind. Nach ärztlicher Äußerung ist nun unter den 89 Fällen eine völlige, restlose Ausheilung der Unfallbeschwerden eingetreten 37 mal, d. h. bei 42 % und zwar bei 28 Männern und 9 Frauen. Alle diejenigen Fälle, bei denen zwar von ärztlicher Seite „Heilung“ vermerkt war, bei denen aber noch irgendwelche, wenn auch nur unbedeutende Beschwerden vorhanden, sind dabei außer acht gelassen und lediglich unter den praktisch Geheilten berücksichtigt worden.

Eine wesentliche Verschiebung erleidet das in obiger Tabelle mitgeteilte Ergebnis, wenn man *einerseits nur die Abgefundenen, andererseits die Rentenempfänger* für sich allein in den Kreis der Betrachtung zieht.

a) *Weiterer Verlauf bei Kapitalabfindung.*

Für die *Abgefundenen* gestaltet sich nach den eingezogenen Auskünften das Resultat folgendermaßen:

Auskunft	Männer	Frauen	Summa
Geheilt i. soz. S.	71	24	95 = 70 %
gebessert	9	13	22 = 16 %
unverändert	12	4	16 = 11,8 %
verschlimmert	1	2	3 = 2,2 %
	93	43	136

Eine *Tendenz zur Heilung* hat sich also nach der Kapitalabfindung gezeigt bei insgesamt 86 %, während *nur* 14 % *keine Änderung* oder eine *Verschlimmerung* erfahren haben. Im ganzen spricht das Ergebnis vorstehender Tabelle außerordentlich für den *günstigen Einfluß der Kapitalabfindung*, wenngleich die Zahl der praktisch Geheilten hinter den bereits früher mitgeteilten Angaben von *Wimmer* (93,6 %), *Nägeli* (ca. 83 %) und *Billström* (90 %) doch etwas

	bis 1 Jahr	1—2 Jahre	2—3 Jahre	3—4 Jahre	4—5 Jahre	5—6 Jahre	6—7 Jahre	7—8 Jahre	8—9 Jahre	9—10 Jahre	über 10 Jahre	Summa
geheilt i. soz. S.	15	7	6	18	15	29	5	2	—	1	2	100
gebessert	2	4	1	2	7	3	—	3	—	—	1	23
unverändert	1	2	2	4	6	8	2	1	6	1	12	45
verschlimmert	—	1	—	—	1	1	—	—	—	—	2	5
	18	14	9	24	29	41	7	6	6	2	14	173

zurückbleibt. Es mag dies z. T. auf ein andersartiges Material (z. B. bei Wimmer nur unkomplizierte Neurosen) zurückzuführen sein, auch könnten zeitliche Differenzen mitsprechen, da sich unter unserem Material eine ganze Reihe Fälle jüngeren Datums befinden. Die vom Unfalle bis zur Auskunfterteilung verstrichene Zeit ist aus vorstehender Tabelle zu ersehen.

Fassen wir zunächst nur die Abgefundenen ins Auge, so erhalten wir folgendes Ergebnis:

	bis 1 Jahr	1—2 Jahre	2—3 Jahre	3—4 Jahre	4—5 Jahre	5—6 Jahre	6—7 Jahre	7—8 Jahre	8—9 Jahre	9—10 Jahre	über 10 Jahre	Summa
geheilt i. soz. S.	15	7	6	18	14	26	5	1	—	1	2	95
gebessert	2	4	1	2	7	3	—	3	—	—	—	22
unverändert	1	2	1	2	2	5	1	—	1	—	1	16
verschlimmert	—	1	—	—	—	1	—	—	—	—	1	3
	18	14	8	22	23	35	6	4	1	1	4	136

Danach liegt also nur ein recht kleiner Teil mehr als 6 Jahre zurück. Ausdrücklich sei aber bemerkt, daß aus vorstehenden Tabellen selbstverständlich ein Maßstab für den Eintritt der Heilung nicht ohne weiteres gewonnen werden kann; denn der Krankheitsverlauf ist in den allermeisten Fällen ganz erheblich kürzer als der Zeitraum vom Unfalle bis zum Termin der Auskunfterteilung. Im übrigen ist ersichtlich, daß bei den Abgefundenen die unveränderten und verschlimmerten Fälle nur ganz vereinzelt bereits eine größere Reihe von Jahren bestehen, so daß immerhin noch in dem einen oder anderen Falle eine Besserung sich einstellen kann.

Von großer Wichtigkeit ist die Frage, ob die Zeitdauer vom Unfalle bis zur Kapitalabfindung für den weiteren Verlauf von irgendwelcher Bedeutung ist. Nachstehende Tabelle gibt hierüber Auskunft:

	bis 1 Jahr	1—2 Jahre	2—3 Jahre	3—4 Jahre	4—5 Jahre	5—6 Jahre	über 6 Jahre	Summa
geheilt i. soz. S.	66	14	11	—	2	—	2	95
gebessert	7	7	3	2	1	1	1	22
unverändert	6	1	3	3	1	2	—	16
verschlimmert	2	—	—	—	—	—	1	3
	81	22	17	5	4	3	4	136

Von den im 1. Jahre Abgefundenen sind
81,5 % geheilt im sozialen Sinne,
8,6 % gebessert,
9,9 % unverändert oder verschlimmert.

Von den nach dem 1. Jahre Abgefundenen sind
52,7 % geheilt im sozialen Sinne.
27,3 % gebessert,
20 % unverändert oder verschlimmert.

Die Heilungsaussichten bei Kapitalabfindung sind also wesentlich abhängig von einer schnellen Abfindung. Noch augenfälliger wird diese Tatsache, wenn man die vor und nach Ablauf von 2 Jahren Abgefundenen ins Auge faßt. Von den innerhalb der ersten 2 Jahre Abgefundenen sind

geheilt im sozialen Sinne 77,6 %
gebessert 13,4 %
unveränd. od. verschlimm. 9,0 %.

Unter den nach Ablauf von 2 Jahren Abgefundenen befinden sich: Geheilte im soz. Sinne 45,5 %
Gebesserte 24,5 %
Unveränderte od. Verschl. 30,0 %.

Unter den nach Ablauf von 3 Jahren Abgefundenen befinden sich: Geheilte im soz. Sinne 25 %
Gebesserte 30 %
Unveränderte od. Verschl. 45 %.

Mit dem Wachsen des Zeitraumes zwischen Unfall und Kapitalabfindung nimmt also die

Zahl der Geheilten ständig ab und die der Unveränderten entsprechend zu. Je früher die Abfindung erfolgt, desto günstiger sind im allgemeinen die Heilungsaussichten. Die Prognose ist allerdings auch in verschleppten Fällen bei Kapitalabfindung noch keineswegs direkt ungünstig, doch kommen derartige Fälle bei günstigem Verlauf häufig nur zu einer wesentlichen Besserung.

Die seit der Kapitalabfindung verflossene Zeit ergibt sich aus folgender Tabelle:

	bis 1 Jahr	1—2 Jahre	2—3 Jahre	3—4 Jahre	4—5 Jahre	5—6 Jahre	6—7 Jahre	7—8 Jahre	8—9 Jahre	9—10 Jahre	über 10 Jahre	Summa
geheilt i. soz. S.	23	11	12	15	19	9	5	—	—	—	1	95
gebessert	6	4	6	4	1	—	—	—	1	—	—	22
unverändert	2	7	1	3	2	1	—	—	—	—	—	16
verschlimmert	2	—	—	—	—	1	—	—	—	—	—	3
	33	22	19	22	22	11	5	—	1	—	1	136

Beachtenswert ist hierbei vor allem, daß von den 33 im letzten Jahre Abgefundenen 70 % geheilt und 20 % gebessert sind, also nicht weniger wie 90 % einen günstigen Verlauf genommen haben.

Weiterhin geht aus vorstehender Tabelle hervor, daß bei der Mehrzahl der gebesserten, unveränderten und verschlimmerten Fälle die Abfindung erst relativ kurze Zeit zurückliegt, so daß vielleicht die günstige Wirkung der Kapitalabfindung noch nicht voll zur Geltung gekommen sein mag. Welche Verhältnisse im übrigen mitgespielt haben, den Heilungsverlauf dieser Fälle aufzuhalten, soll weiterhin noch genauer dargelegt werden.

Leider sind genauere Angaben über den Zeitpunkt des Eintritts der Besserung bezw. Heilung nur in einem kleinen Teil der Fälle zu erhalten gewesen, obwohl wir gerade diesen Punkt in unserem Fragebogen besonders hervorgehoben hatten.

In den 21 Fällen, in denen solche Angaben gemacht wurden, war Heilung eingetreten

„direkt“	nach	der	Abfindung	1	mal (Simul.-Verdacht!)
„wenige Wochen“	„	„	„	5	„
„einige Monate“	„	„	„	3	„
„kurze Zeit“	„	„	„	2	„
Besserung trat ein					
innerhalb des 1. Jahres	„	„	„	8	„
„fast momentan“	„	„	„	1	„
innerhalb des 1. Jahres	„	„	„	1	„.

Wenngleich es sich hier nur um eine geringe Zahl von Fällen handelt, so dürfte aus diesen Beispielen im Verein mit den Ergebnissen der zuletzt mitgeteilten Tabelle doch hervorgehen, daß nach der Abfindung der Heilungsverlauf im allgemeinen sehr gute, mitunter sogar überraschend schnelle Fortschritte macht. Dabei sei betont, daß es sich in den vorerwähnten 21 Fällen z. T. sogar um sehr schwere Unfallfolgen handelte und mit Ausnahme eines Falles zur Annahme stärkerer Übertreibung oder Simulation keinerlei Anhalt gegeben war. Die Erwerbsbeschränkung zur Zeit der Abfindung war veranschlagt auf

100 %	—	4 mal
50 %	—	5 „
40—45 %	—	1 „
33⅓—50 %	—	2 „
25 %	—	1 „
15 %	—	1 „
10 %	—	1 „
?	—	7 „.

Besonders erwähnenswert ist darunter ein Fall, der bei Annahme dauernder völliger Erwerbsunfähigkeit mit 295 000 ℳ abgefunden wurde und bei dem nach der Abfindung „fast momentan“ eine solche Besserung eintrat, daß die Berufstätigkeit in mäßigen Umfange wieder ausgeübt werden konnte. „Begehrungsvorstellungen“ scheinen in diesem Falle nach Lage der Akten keine Rolle gespielt zu haben, dagegen hatten Befürchtungsvorstellungen dermaßen eingewirkt, daß Pat. wegen außerordentlich starker seelischer Depression zeitweise in einer Irrenanstalt untergebracht werden mußte. Erst als durch die Kapitalabfindung die Existenzsorgen gebannt waren, trat prompt die vorher für nahezu ausgeschlossen erachtete Besserung ein. Ähnliches ist bei einer Reihe weiterer Patienten der Fall gewesen, die erst nach definitiver Erledigung des Entschädigungsverfahrens mit seinen Aufregungen und Sorgen ihr seelisches Gleichgewicht wiedergefunden hatten.

Dabei muß zugegeben, ja sogar mit Wahrscheinlichkeit angenommen werden, daß in vielen anderen Fällen Übertreibung mit im Spiele und Erlangung einer möglichst hohen Entschädigungssumme das Ziel alles Strebens gewesen war. Die Höhe der Kapitalabfindungen und ihre Verteilung auf die Geheilten, Gebesserten, Unveränderten und Verschlimmerten ist aus folgender Tabelle ersichtlich:

	unter 100.—	100—499	500—999	1000—4999	5000—9999	10000—19999	20000—49999	50000—99999	100000 Mark und mehr	?	Summa
geheilt i. soz. S.	1	12	11	39	10	8	8	4	1	1	95
gebessert	—	—	2	7	3	4	3	1	2	—	22
unverändert	—	1	1	2	2	2	3	4	—	1	16
verschlimmert	—	—	1	—	2	—	—	—	—	—	3
	1	13	15	48	17	14	14	9	3	2	136

Hierzu ist zu bemerken, daß bis vor wenigen Jahren im allgemeinen recht hohe Abfindungen gegeben wurden, da man eben die Prognose der Unfallneurosen im allgemeinen als recht dubiös ansah und dementsprechend die für die Abfindungshöhe maßgebende Dauer der Erwerbsbeeinträchtigung oft sehr reichlich bemaß. Sodann scheint auch die Regelung der Entschädigungsangelegenheiten in den einzelnen Eisenbahndirektionsbezirken etwas verschieden gehandhabt zu werden. Neuerdings hat man die Abfindungen erheblich geringer bemessen und scheint damit den tatsächlichen Verhältnissen in den meisten Fällen gerecht geworden zu sein. Überhaupt scheint weniger die Höhe der Abfindung einen günstigen Einfluß auf den weiteren Krankheitsverlauf auszuüben, als vielmehr die Erledigung der Entschädigungsansprüche an und für sich, d. h. der Wegfall der Prozeßsorgen, der vielen Begutachtungen usw. Gewiß mag eine hohe Abfindung dem um seine Zukunft besorgten Patienten neuen Lebensmut verleihen und ihn in den Stand setzen, sich eine neue Existenz zu gründen, wenn durch die Unfallfolgen die Fortsetzung der bisherigen Tätigkeit unmöglich gemacht ist. In manchen Fällen scheint jedoch gerade eine hohe Abfindung weniger günstig zu wirken, wenigstens befinden sich unter unserem Material mehrere Fälle, in denen trotz hoher Abfindung eine Rückkehr des Pat. zu geregelter Tätigkeit nicht wieder erfolgte, obwohl der Gesundheitszustand die Ausübung eines Berufes gestattet hätte. Pat. hatte — einmal im Besitze einer hohen Abfindung — es ja nun auch nicht mehr nötig, sich irgendwie zu betätigen! Die Höhe der Abfindungssumme hat natürlich nur relativen Wert, insofern sie nach dem Vermögensschaden des einzelnen Patienten bemessen wird; infolgedessen ist es auch kaum möglich, aus obiger, alle Fälle umfassenden Tabelle weitgehendere Schlüsse zu ziehen. Nur sei zum Beweis für den verhältnismäßig geringen Einfluß der Abfindungshöhe auf den weiteren Verlauf darauf hingewiesen, daß geheilte, gebesserte, unveränderte und verschlimmerte Fälle sowohl unter den niedrig als unter den hoch Abgefundenen sich befinden.

Außer den mitgeteilten Abfindungssummen sind in sehr vielen Fällen als weitere Entschädigung Zahlungen, z. T. in beträchtlicher Höhe, geleistet worden zur Deckung der Ausgaben für Pflegepersonal, Stärkungsmittel und sonstige vermehrte Bedürfnisse, für Arzt, Apotheker, auswärtige Kuraufenthalte usw., sowie zum Ausgleich der bis zur Regelung des Falles entstandenen Verdiensteinbuße. Die Abfindungssumme betrifft daher vielfach nur die über den Abfindungstermin hinausgehenden Ansprüche.

Von einer nicht zu unterschätzenden Bedeutung für den weiteren Verlauf sind die sozialen Verhältnisse und individuellen Eigentümlichkeiten des Patienten, vor allem seine ganze Lebensführung, die Art seiner Beschäftigung, sowie das ihn umgebende Milieu mit seinen leider oft recht ungünstigen Einflüssen. Insbesondere scheint der Rat sogen. „guter Freunde“ und Winkeladvokaten oft verderbliche Folgen zu zeitigen. Jedenfalls befinden sich unter unserem Material mehrere Fälle, in denen nach anfangs günstigem Verlauf allmählich eine Verschlimmerung eintrat, die mit ziemlich großer Bestimmtheit auf Suggestionen Dritter zurückzuführen war. Derartige Fälle sind prognostisch meist sehr wenig aussichtsreich, wenigstens solange das Entschädigungsverfahren nicht geregelt ist. Hat dies sein Ende gefunden, so pflegen andererseits gerade in solchen Fällen die nervösen Beschwerden oft überraschend schnell zu verschwinden. Es braucht dabei keineswegs immer partielle oder totale Simulation vorgelegen zu haben. Der Wegfall der Begehrungsvorstellungen, das Aufhören der Suggestionen und Autosuggestionen nach erfolgter Abfindung macht den raschen Rückgang der nervösen Beschwerden vollauf verständlich. Solche Fälle betreffen durchaus nicht stets lediglich Angehörige der minderbemittelten Klassen, sondern auch durchaus Gutsituierte finden sich darunter. Maßgebend hierbei ist vor allen Dingen die Individualität der betr. Persönlichkeit, die je nach Anlage bald mehr, bald weniger zu Begehrungsvorstellungen neigt. Beispiele aus unserem Material erweisen dies zur genüge. Von allerdings nur vereinzelten Patienten wurde trotz bescheidener finanzieller Lage bei Abwicklung der Entschädigungsangelegenheit von vornherein ein durchaus maßvolles, einwandfreies Benehmen an den Tag gelegt, während auf der anderen Seite solche in fast glänzenden Verhältnissen im offenbaren Bestreben, sich den Unfall zunutze zu machen, ihren Begehrungsvorstellungen keine Schranke setzten und oft mit größter Hartnäckigkeit und Erbitterung um die Anerkennung ihrer maßlos übertriebenen Ansprüche kämpften — meist nur mit dem Erfolg, daß ihre nervösen Beschwerden nicht nur keine Besserung, sondern meist sogar eine erhebliche Verschlimmerung erfuhren.

Auf den ungünstigen Einfluß der Befürchtungsvorstellungen, die ebenfalls je nach der Individualität in wechselndem Maße sich geltend machen, aber bei vernünftigem Zuspruch einigermaßen zugängigen Patienten meist keine größere Bedeutung erlangen dürften, wurde bereits hingewiesen. Sehr häufig legen jedoch nervöse Unfallpatienten allen wohlgemeinten Versicherungen zum Trotz ein unüberwindliches Mißtrauen an den Tag und erblicken gar zu leicht im Arzte nicht ihren Ratgeber und Helfer, sondern vermuten in ihm den Angestellten der Behörde, der Berufsgenossenschaft, der lediglich darauf bedacht sei, die ihnen zukommende Entschädigung möglichst zu beschneiden. Oft genug auch neigen sie der Ansicht zu, der Arzt erkenne ihr Leiden nicht, behandle sie verkehrt oder schenke ihren Klagen zu wenig Gehör. Es könne sich doch unmöglich lediglich um nervöse Beschwerden handeln, bei so starken Schmerzen usw. liege sicher ein ernsteres Leiden zugrunde.

Daß die vorhandene oder fehlende Disposition zu nervösen Erkrankungen für die Prognose von einer gewissen Tragweite ist, ergibt sich aus nachstehender Tabelle. Unter den 136 Abgefundenen befanden sich Pat. ohne nachweisbare Disposition 56, zu nervösen Erkrankungen disponierte 74, ohne genauere anamnestische Angaben 6. Davon betrafen:

Disposition im weiteren Sinne	Geheilte	Gebesserte	Unveränderte	Verschlimm.	Summa
Nerv. — Neurasth. — Hysterie u. ä.	11	13	2	1	27
Blutarmut	3	1	1	—	5
Schwächl. Allgemeinkonst.	2	1	—	—	3
Alkoholismus	1	—	3	—	4
Nikotinmißbrauch. . . .	1	—	—	—	1
Arteriosklerose	2	—	2	1	5
Herzleiden	2	1	2	—	5
Tuberkulose	3	—	—	—	3
Lues	3		1	—	4
Unterleibsleiden	—	1	1	—	2
Nierenleiden	1	—	—	—	1
Frühere Unfälle	13	1	—	—	14
Disponierte i. weit. Sinne	42	18	12	2	74
Angebl. Nichtdispon. . .	48	4	3	1	56
ohne anamnest. Angabe .	5	—	1	—	6
	95	22	16	3	136

Zunächst sei beachtet, daß in den Fällen, in denen eine kombinierte Disposition vorlag, aus praktischen Rücksichten nur die für den betr. Fall ausschlaggebende Komponente in obige Tabelle aufgenommen worden ist. Aus der Tabelle geht nun hervor, daß von den 74 Disponierten nur 56,9 % geheilt und 24,3 gebessert, dagegen 16,1 % unverändert geblieben sind und 2,7 % sich verschlimmert haben — während andererseits unter den 56 Nichtdisponierten 85,7 % Geheilte, 7,1 % Gebesserte und nur 5,4 % Unveränderte und 1,8 % Verschlimmerte sich befinden. Dieses Ergebnis weist also darauf hin, daß im allgemeinen bei Nichtdisponierten die Prognose bedeutend günstiger gestellt werden kann als bei Disponierten. Auch kommt es bei letzteren, selbst wenn der Fall eine günstige Wendung annimmt, sehr häufig nur zu einer Besserung — vielfach allerdings identisch mit dem vor dem Unfalle bestehenden Zustande —, während bei den Nichtdisponierten in der erdrückenden Mehrzahl der Fälle praktisch eine völlige Wiederherstellung eintritt. Bei obigen Zahlen ist noch zu berücksichtigen, daß ein früher einmal vorhanden gewesener Unfall als disponierendes Moment angesehen wurde. Läßt man diese Annahme fallen und rechnet die im übrigen bis zum Unfall gesund gewesenen 14 Patienten unter die Nichtdisponierten, so können nur 48,3 % Disponierte gegenüber 87,1 % Nichtdisponierten als im sozialen Sinne geheilt angesehen werden — jedenfalls ein praktisch sehr beachtenswertes Ergebnis. Berücksichtigt man gleichzeitig, daß bei 56,9 % aller Patienten mit genauer Anamnese eine gewisse Disposition zu nervösen Erkrankungen gegeben war, so läßt sich zusammenfassend sagen, daß vorher Gesunde gegen nervöse Unfallfolgen einigermaßen gefeit sind und daß bei ihnen, wenn durch die Schwere des Unfalls oder sonstige Momente eine Unfallneurose sich entwickelt, die Heilungsaussichten bei Kapitalabfindung in der Regel ganz außerordentlich günstige sind, während Disponierte viel leichter an posttraumatischen Störungen nervöser Art erkranken und selbst bei endgültiger Regelung des Entschädigungsverfahrens ihre trotz nervöser Disposition vor dem Unfalle meist noch vorhanden gewesene Arbeitsfähigkeit in einem größeren Teil der Fälle nicht völlig wiedererlangen oder doch bedeutend später als nichtdisponiert Gewesene.

Wichtig ist weiterhin die Frage, ob etwa in dem Lebensalter der Patienten ein gewisser Anhalt für die Stellung der Prognose gegeben und ob dabei weiterhin die Verschiedenheit der Geschlechter von Bedeutung ist. Aus der anfangs gegebenen Übersicht geht bereits hervor, daß die

Heilungsaussichten bei Männern im allgemeinen besser sind als bei Frauen, denn von den 93 abgefundenen Männern kamen 71 (= 76,3 %) zur Ausheilung, von den 43 abgefundenen Frauen dagegen nur 24 (= 55,8 %). Der Grund ist wohl darin zu suchen, daß, wie gezeigt, unter den Frauen sehr viele schwächliche, nervöse und blutarme Individuen sich befanden, bei denen eine völlige Heilung natürlicherweise auf Schwierigkeiten stößt. Immerhin ist bemerkenswerterweise auch bei zu nervösen Störungen disponierten Frauen die Prognose keineswegs ungünstig, war doch außer den 24 geheilten Fällen 13 mal, d. h. bei 30 % der abgefundenen Frauen wenigstens eine Besserung zu verzeichnen. Bei den abgefundenen Männern trat 9 mal, d. h. bei 9,6 %, eine Besserung ein. Der Unterschied zwischen Besserungs- und Heilungsaussichten bei Männern und Frauen ist also ganz eklatant. In welcher Weise das Lebensalter dabei mitspricht, zeigt folgende Tabelle:

		11—20 Jahre	21—30 Jahre	31—40 Jahre	41—50 Jahre	51—60 Jahre	61—70 Jahre	?	Summa	
Geheilt	Männer	2	16	20	14	3	1	15	71	95
	Frauen	2	6	6	2	3	—	5	24	
Gebessert	Männer	—	—	5	1	2	—	1	9	22
	Frauen	—	2	3	2	3	—	3	13	
Unverändert	Männer	—	1	2	4	3	—	2	12	16
	Frauen	—	1	—	1	1	—	1	4	
Verschlimmert	Männer	—	1	—	—	—	—	—	1	3
	Frauen	—	1	—	—	1	—	—	2	
		4	28	36	24	16	1	27	93 43	136

Hiernach läßt sich sagen, daß die Prognose nervöser Unfallfolgen bei vorgerücktem Alter im allgemeinen etwas ungünstiger ist als bei jüngeren Personen; denn von den 41 Patienten über 40 Jahren wurden nur 56 % geheilt und 22 % blieben unverändert, während von den 68 Patienten unter 40 Jahren 76,4 % zur Ausheilung kamen und nur 5,8 % keine Veränderung aufwiesen. Dabei scheint es, als ob die Heilungsaussichten vorzugsweise bei älteren Frauen recht mäßige sind, denn von den Männern über 40 Jahren waren zur Zeit der Auskunfterteilung 64,3 % geheilt, von den Frauen über 40 Jahren dagegen nur 38,4 %, was wohl zum Teil auf klimakterische Einflüsse zurückzuführen sein dürfte. Bei den jüngeren Leuten war der Unterschied in den Heilungsaussichten wesentlich geringer: unter den 47 Männern bis zu 40 Jahren trat Heilung ein bei 38 (= 80 %), unter den 21 Frauen bei 14 (= $66\frac{2}{3}$ %).

Ein gewisser Unterschied in der Prognosestellung ist auch bedingt durch die Art der Verletzung, wie aus folgender Übersicht zu ersehen ist:

	Schreck	Kopftrauma	Sonstige lokale Traumen	Allgemeine Erschütterung	Schreck und Kopftrauma	Schreck u. s. lok. Traumen	Schreck u. allgem. Erschütt.	Kopftrauma u. s. lok. Traumen	Kopftrauma u allg. Erschütt.	Sonst. l. Traum u. a. Erschütt.	Schr. u. Kopftr. u. lok. Traum.	Kopftr. u. lok. Tr. u. a. Ersch.	Summa
Geheilt . . .	13	28	12	6	4	14	2	9	—	3	4	—	95
Gebessert . .	2	7	5	1	2	1	1	3	—	—	—	—	22
Unverändert .	2	1	2	3	1	2	—	2	1	1	—	1	16
Verschlimmert	—	1	—	1	1	—	—	—	—	—	—	—	3
	17	37	19	11	8	17	3	14	1	4	4	1	136

Eine Heilung trat demnach ein bei den nach

Schreck entstandenen Unfallneurosen in 76,5 % der Fälle,
Kopftrauma " " " 75,7 % " "
sonst. lok. Traumen " " " 63,1 % " "
allgem. Erschütterung " " " 54,5 % " "

Die günstigste Prognose haben unter den sogen.

„reinen“ Fällen, wenn man aus dem relativ kleinen Material einen Schluß ziehen darf, demnach die Schreckneurosen. Nahezu gleich günstig verlaufen die nach Kopftraumen entstehenden Neurosen, während die nach sonstigen lokalen Traumen und besonders die nach allgemeiner Erschütterung auftretenden nervösen Störungen, nach unserem Material zu urteilen, etwas hartnäckiger zu sein scheinen. Annähernd dasselbe Ergebnis erhält man, wenn man die kombinierten Fälle mit in Betracht zieht. In denjenigen Fällen, wo überhaupt eine heftige Schreckeinwirkung stattgefunden hatte (zus. 49 Fälle), trat bei 75,5 % Heilung ein, bei den nervösen Störungen nach Kopftraumen (zus. 65) in 70 % der Fälle, nach lokalen Traumen (zus. 59 Fälle) bei 71,1 % und nach allgemeiner Erschütterung (zus. 20 Fälle) bei 55 %. Der in dieser Zusammenstellung etwas erhöhte Prozentsatz bei den nach lokalen Traumen auftretenden Neurosen mag vielleicht durch die häufige Kombination von lokalen Traumen mit Schreckwirkung und Kopftraumen bedingt sein.

Natürlich handelt es sich im vorstehenden um Normen, die nur eine sehr bedingte Geltung beanspruchen dürfen, da selbstverständlich Schreck, Kopftraumen usw. in allerverschiedenster Intensität einwirken können, wie denn nach dem früher Ausgeführten z. B. nach Kopftraumen alle möglichen Übergangsformen vorkommen: von nervösen Störungen nach einfachen Kopfkontusionen bis zu solchen nach schweren Gehirnerschütterungen. Auch die sonstigen lokalen Traumen sind natürlich ganz verschiedener Art, betreffen die verschiedensten Körperregionen, führen zu ganz ungleichwertigen Störungen, je nach der physiologischen Dignität des betreffenden Körperteils. Dazu kommen die durch Disposition, Alter, Geschlecht, Individualität und soziale Stellung bedingten Einflüsse, sowie die mannigfachen sekundären Einwirkungen, so daß die Prognose je nach Lage des Falles bald günstiger, bald ungünstiger gestellt werden muß, als sie nach den oben aufgestellten allgemeinen Normen angenommen werden könnte. Es ist eben unbedingt erforderlich, in jedem Falle alle für den mutmaßlichen weiteren Verlauf in Betracht kommenden Momente aufs sorgfältigste zu erwägen und in Rechnung zu ziehen. Erst dann kann man ein einigermaßen begründetes Urteil abgeben. Ein genauer Zeitpunkt, bis wann Heilung mit ziemlicher Sicherheit zu erwarten ist, läßt sich allerdings meist nicht festsetzen, sondern selbst bei sorgsamer Erwägung aller Faktoren nur annäherungsweise bestimmen, da selbstverständlich der weitere Verlauf durch die verschiedensten unvorhergesehenen Einflüsse modifiziert werden kann.

Friedmann[27] kommt zu dem Ergebnis, daß von den Kommotionsneurosen nach 4 bis 7 Jahren 60 bis 70 % aller Fälle im wesentlichen als geheilt angesehen werden können. Für die nach Kopftraumen auftretenden nervösen Störungen kann man auf Grund unseres Materiales dieser Anschauung im großen und ganzen beitreten, wenngleich eine ganze Reihe unserer Fälle einen erheblich kürzeren Zeitraum bis zur Ausheilung gebrauchte, namentlich diejenigen Fälle, in denen keine ungünstigen sozialen Verhältnisse, Disposition usw. vorlagen. Für diese Fälle wird die durchschnittliche Verlaufsdauer auf etwa 3–4 Jahre zu schätzen sein. Dabei ist in unseren Fällen wegen der spärlichen genauen Angaben über den Eintritt der Heilung die ganze vom Unfallstage bis zur Auskunfterteilung verflossene Zeit in Rechnung gezogen, ausgehend von dem Standpunkte, die Durchschnittsdauer eher zu reichlich als zu kurz zu bemessen. Auch die Schreckneurosen zeigen im allgemeinen keinen langwierigen Verlauf, klingen oft schon in wenigen Monaten, meist in 2—3 Jahren, völlig ab — vorausgesetzt, daß keine komplizierenden Momente vorhanden sind, speziell keine ausgesprochen nervöse Veranlagung besteht. Ist dies der Fall, so schieben sich, wie früher erwähnt, gerade bei Schreckneurosen sehr häufig typisch hysterische Züge in den sonst vorwiegend vasomotorischen Symptomenkomplex ein, und der Krankheitsverlauf ist dann häufig sogar sehr langwierig und pflegt sich über mehrere Jahre hinzuziehen. Durchschnittlich wird man Fälle letzterer Art auf eine etwa 3—5 jährige Dauer einschätzen können. Ganz außerordentlich schwierig ist die Beurteilung des weiteren Krankheitsverlaufes bei den Neurosen nach lokalen Traumen, da hierbei ganz verschiedenartige Krankheitsformen in Betracht kommen. Vielleicht am günstigsten sind noch diejenigen Fälle, wo es sich eigentlich um gar keine Neurose, sondern um verkappte organische Läsionen (Zerrungen, Zerreißungen, Knochensplitterungen usw.) handelt, die allmählich durch Vernarbung und Anpassung sich ausgleichen können. Bestehen im übrigen keine nervösen Erscheinungen und kommt es nicht etwa durch Knochensplitter oder dergl. sekundär zu Reizzuständen, so kann man im allgemeinen mit einem relativ kurzen Krankheitsverlauf rechnen. Handelt es sich um eine monosymptomatische, ausgesprochen hysterische Erscheinung, so ist in manchen Fällen ein therapeutischer Erfolg zu verzeichnen. Mißglückt ein solcher, so ist der Verlauf oft recht langwierig und kann sich über Jahre hinaus erstrecken. Betont sei aber, daß unter unseren Fällen, wenigstens den Abgefundenen, die lokalisierten Neurosen im allgemeinen doch durchschnittlich in 3 bis 5 Jahren ausheilten resp. sich soweit besserten, daß eine nennenswerte Erwerbsbeschränkung nicht mehr bestand. Eine ähnliche Schätzung wird in abzufindenden Fällen auch bei denjenigen Formen Platz greifen können, die keine Beschränkung der nervösen Beschwerden auf die ursprüngliche Läsionsstelle aufweisen. Jedenfalls gelangten eine ganze Anzahl derartiger Fälle innerhalb weniger Jahre zur Ausheilung. Die nach allgemeiner Erschütterung auftretenden, vorwiegend neurastheniformen Störungen sind oft außerordentlich hartnäckig. Obwohl man im allgemeinen geneigt ist, die Neurasthenien als relativ leichte Erkrankungen anzusehen, wird man vorliegendenfalls die durchschnittliche Krankheitsdauer auf etwa 4—6 Jahre bemessen müssen. Es ist hierbei in Rechnung gezogen, daß die Neurosen nach allgemeiner Erschütterung auffallend oft und frühzeitig unter dem Einfluß sekundärer Momente in hypochondrisch gefärbte Rentenkampf- resp. Abfindungsneurosen — also in ein prognostisch ungünstiges Stadium — übergingen. In noch höherem Maße zeigte sich diese Erscheinung nach lokalen Traumen, weniger häufig hingegen bei den Schreck- und Kommotionsneurosen.

Für die nach kombinierter Einwirkung auftretenden nervösen Störungen gelten analoge Normen, wobei erwähnt sein mag, daß unter unseren abgefundenen Fällen die nach einfachem Trauma aufgetretenen nervösen Störungen in ungefähr demselben Maße (88 %) heilten oder sich besserten wie die nach kombinierter Einwirkung entstandenen (86 %). Hervorheben möchte ich noch, daß vorstehende Angaben über die Zeitdauer der Unfallneurosen selbstredend nur für relativ frische abzufindende Fälle gelten können, bei denen Begehrungsvorstellungen und sonstige für den Heilungsverlauf ungünstigen Momente mit der Abfindung in Wegfall kommen und etwaige sekundäre psychische Veränderungen nicht schon allzu lange bestehen.

Finden sich außer den oben bereits berücksichtigten noch sonstige Komplikationen, wie Arteriosklerose, oder Herzleiden, so muß die Prognose natürlich dementsprechend modifiziert werden. Ich werde hierauf weiterhin noch zu sprechen kommen.

Beim Rentenverfahren pflegt der Verlauf, wie sich zeigen wird, meist ein wesentlich anderer zu sein und zwar meist ein ungünstiger. Aber auch bei den Abgefundenen kommen gelegentlich Fälle vor, wo trotz Wegfalls aller durch den Entschädigungskampf gegebenen schädlichen Momente keine Besserung, mitunter sogar eine Verschlimmerung eintritt. Wenngleich einzelne hier in Betracht kommenden Punkte schon berührt worden sind, so erheischt die Wichtigkeit der Frage doch noch eine besondere Erörterung. Die unter unserem Material nach der Abfindung angeblich unverändert gebliebenen 16 Fälle betreffen in der Hauptsache Patienten, bei denen bereits vor dem Unfalle pathologische Erscheinungen bestanden, und zwar fand sich

2mal Arteriosklerose (Fall 46 und 161),
2mal Herzleiden (Fall 7 und 92),
1mal Lues (Fall 1),
3mal Alkoholismus (Fall 134, 139 und 170),
2mal nervöse Disposition (Fall 64 und 120, außerdem 2mal Nervosität kombiniert mit Arteriosklerose bezw. Alkoholismus),
1mal Blutarmut (Fall 102),
1mal Unterleibsleiden (Fall 89).

In 2 Fällen (Fall 127 und 159) war die Abfindung erst vor wenigen Monaten erfolgt, so daß zur Zeit der Auskunfterteilung ein abschließendes Urteil noch nicht abzugeben war.

In einem weiteren Falle (66) handelte es sich um einen 56 jähr. Werkmeister, der im Jahre 1905 eine Kniekontusion sich zugezogen hatte mit anschließenden nervös-hypochondrischen Beschwerden, bei dem ein Heilverfahren keine Besserung brachte und der schließlich 1906 bezw. 1907 mit zusammen rund 65 000 ℳ abgefunden wurde. Er ist später vorübergehend als Hotelier wieder tätig gewesen, gibt aber eine Besserung seines Zustandes nicht zu. Der früher behandelnde Arzt teilt mit, daß Patient von seinem Werk seinen vollen Gehalt als Rente bezieht, „die er natürlich möglichst auf Lebenszeit zu erhalten sucht“.

Weiterhin war in einem Falle (91) über die Vorgeschichte nichts in den Akten enthalten. Es handelte sich um einen Schreinermeister (Alter ?), der im Frühjahr 1910 eine starke allgemeine Erschütterung erlitt und seitdem über unbestimmte nervöse Beschwerden (u. a. über Schwindelgefühl) klagte. Bei der nach einigen Monaten erfolgenden Abfindung bestand noch mäßige Erwerbsbeschränkung, die in der Folgezeit sich nicht wesentlich gehoben zu haben scheint; wenigstens lautet die behördliche Auskunft: . . . sieht leidend aus. Er betreibt sein Gewerbe als Schreiner selbständig, ohne fremde Hilfskräfte, ist aber häufiger wegen Schwindelanfällen gezwungen, die Arbeit zu unterbrechen." Wegen des Fehlens jeglicher anamnestischer Angaben ist nicht zu entscheiden, ob die noch vorhandenen Beschwerden lediglich dem Unfalle zur Last zu legen sind oder ob noch sonstige Einflüsse mitspielen. Lassen wir daher letzteren Fall außer acht, so ergibt sich aus dem oben Mitgeteilten, daß unter den 15 unverändert gebliebenen Fällen mit genauer Anamnese nicht weniger als 12 Fälle mit nachweisbarer Disposition zu nervöser Erkrankung i. w. S. sich befinden. Bezüglich dieser 12 Fälle ergeben die Akten und die eingeholten Auskünfte folgendes:

Fall 46: 49-jähriger Fabrikarbeiter. Früher mehrmals kleinere Unfälle. Allgemeine Arteriosklerose. Am 12. VII. 08 bei Zugentgleisung starke Kopfkontusion, danach Ohnmachtsanwandlung, weiterhin Schwindelgefühl, Kopfdruck; 29. 9. 08: objektiv nihil. Krankenhausbehandlung ohne Erfolg. Nov. 08: Reflexsteigerung, Tremor digitorum, Romberg †, Schwindel beim Bücken, 8% Zucker. 100% erwerbsbeschränkt seit dem Unfall. Okt. 09: Status idem. Besserungsaussichten „sehr zweifelhaft". 7. 12. 09: Abfindung mit 16000 M. (Jahreseinkommen ca. 2000 M.). 17. X. 11: Auskunft des Arztes: Zustand unverändert, hoher Zuckergehalt, noch in ärztlicher Behandlung, nicht mehr gearbeitet, bezieht Rente, Prognose ungünstig.

Fall 161: 58-jähriger Buchbindermeister: Schon vor dem Unfalle Arteriosklerose, Nervosität (u. a. Gesichtszuckungen). Am 4. 2. 06 durch Fall auf dem Bahnsteig allgemeine Erschütterung und Kontusion der linken Seite. Seitdem Schmerzen in l. Arm und l. Bein, Brust und Rücken, allgemeine Mattigkeit, leichte Erregbarkeit usw. Badekur ohne Erfolg. 27. XI. 06: Erwerbsbeschränkung 66⅔%, Heilung „ausgeschlossen". 7. XII. 06: Abfindung mit 21840 M. (angeblich 3000 M. Verdienstausfall pro Jahr).

6. XII. 11: Auskunft der Behörde: „. . . macht einen krankhaften Eindruck und kann seinem Beruf nicht in vollem Umfange nachgehen".

11. I. 12: Auskunft des Arztes: Nur geringe Besserung, noch Schmerzen in Händen, Beinen und Rücken, Sausen im Kopf, deprimierte Stimmung, Nachlassen des Gedächtnisses, Herzbeschwerden. Übt im Geschäft die Aufsicht aus, selbst nur in sehr beschränktem Maße tätig. „Bei

dem Alter des Unfallverletzten (64 J.) dürfte eine weitere Besserung sich kaum einstellen und Verkalkungserscheinungen sich hinzugesellen."

Fall 92: 47-jähriger Hausierer. Herzverfettung. Am 16. 1910 allgemeine Erschütterung durch heftigen Stoß und Fall auf den Boden. 21. III. 10: Allgemeine nervöse Beschwerden; Übertreibung, Begehrungsvorstellungen. Keine nennenswerte Erwerbsbeschränkung durch Unfallfolgen. 13. V. 1910: Abfindung mit 900 M.

15. XII. 11: Auskunft der Behörde: Leidet zeitw. an starken Kopfschmerzen. Höchstens $^{3}/_{4}$ erwerbsfähig.

Fall 7: 54-jähriger Fabrikant. Mitralinsuffizienz mit subj. Beschwerden; Badekuren usw. Am 23. IV. 06 heft. Schreckeinwirkung (Anblick Schwerverletzter), danach verstärkte Herzbeschwerden, Schlaflosigkeit, Aufgeregtheit, Ängstlichkeit, Zittern usw. Vom 23. IV. bis 12. XII. 06 50 %, vom 12. XII. 06 für 1—1 $^{1}/_{2}$ Jahre 15—20 % erwerbsbeschränkt. 29. XII. 06 Abfindung mit 4800 M. (Jahreseinkommen 6000—6500 M.).

8. XII. 11: Auskunft der Behörde: „Ohne Zweifel besteht bei . . . ein Nervenleiden, welches schon beobachtet werden kann, wenn man sich mit ihm in eine längere Unterhaltung einläßt." Verrichtet zeitw. schriftl. Arbeiten, zeitw. macht er auch Geschäftsreisen.

Fall 1: 31-jährige Frau. Vor 4 Jahren Lues. Am 18. VII. 06 heftige Schreckeinwirkung, danach „Schwächezustände der linken Seite" mit Hemianästhesie, Schreckhaftigkeit, Erregbarkeit, Herzklopfen usw. Nach Krankenhausbehandlung wesentliche Besserung, dann wieder Verschlimmerung. 23. XI. 09: mittlerer Grad von Hysteroneurasthenie. 22. I. 10: Abfindung mit 25 000 M.

30. XI. 11: Auskunft der Behörde: Pat. gilt noch als „sehr zart und schonungsbedürftig".

Fall 170: Agent (Alter ?). Potator. Am 10. V. 07 Kontusion des Kopfes, des l. Knies, des r. Handgelenks und starke allgemeine Erschütterung. Danach Schmerzen an den Kontusionsstellen, Benommenheit, Gedächtnisschwäche, Ohrensausen, Schwindelanfälle, allgemeine Mattigkeit usw. 8. VI. 07: 60 % erwerbsbeschränkt. 16. IX. 07: nach Krankenhausbehandlung 50 %, am 15. XI. 07: 33 $^{1}/_{3}$ % erwerbsbeschränkt; allgemein-nervöser Zustand, vermutlich durch Alkoholismus mitbedingt. Pat. „zeitweise ganz erwerbsunfähig". 10. I. 08: Abfindung mit 19 200 M. (Jahreseink.: 6000 M.).

16. I. 12 Auskunft der Behörde: Ist noch periodisch krank und muß häufig ärztlichen Rat in Anspruch nehmen.

Fall 139: 40-jähriger Fabrikant. Potator. Am 23. X. 06 Kopfkontusion und Verstauchung des l. Handgelenks. Danach Kopfschmerzen, Benommenheit, Schwindel, Vergeßlichkeit, deprimierte Stimmung. 29. XII. 06: „traumatische Neurose"; 60 % erwerbsbeschränkt. Haftpflichtprozeß mit dem Fiskus. 8. IV. 08: Urteil: Klage dem Grunde nach gerechtfertigt. 13. XI. 09 Beschwerden unverändert; Erwerbsbeschränkung 60—70 %. 13. V. 10: Abfindung mit 80 000 M. (Jahreseink. 5000 M.).

27. II. 12: Auskunft der Behörde: War bis Sommer 1911 in Behandlung eines Nervenarztes. Hat angeblich wegen seines Zustandes das Geschäft verkauft und lebt sehr zurückgezogen.

Fall 134: 33-jähriger Kaufmann. Potator, Neurastheniker. Am 28. XI. 01 Kontusion des Kopfes, der l. Hand und r. Seite. Danach Kopfschmerzen, Erbrechen, Schwäche, Erregbarkeit, Sinnestäuschungen (Gehörshalluzinationen), Angst- und Depressionszustände, hochgradige Unruhe usw. Mehrjähriger Haftpflichtprozeß. 29. VIII. 05: „traumatische Psychose", völlig erwerbsunfähig. 6. XII. 05 Urteil des Oberlandesgerichts: Quartalsrente von 750 M. bis zum 60. Jahr, 600 M. bis zum 70.

Jahr, 450 M. bis zu 75 Jahren, 150 M. bis zum Tode. 4. II. 07: Kapitalisierung der Rente: 48 800 M.

29. II. 12: Auskunft des Arztes: Zustand unverändert, noch Kopfschmerz, Schwindel, Schlaflosigkeit, Erregbarkeit, Angstgefühl, Schreckhaftigkeit, Herzklopfen; Querulant; Prognose ungünstig. Kurze Zeit tätig gewesen, „aber fruchtlos und ohne Regelmäßigkeit".

Fall 64: 45-jähriger Kaufmann. Neurastheniker. Am 2. III. 03 durch Fall Fraktur im r. Fußgelenk. 6 Wochen bettlägerig. Seit den ersten Gehversuchen zunehmende nervös-hypochondrische Beschwerden. Wiederholte Badekuren ohne Erfolg. Hartnäckige lokale Beschwerden. Mehrjähriger Haftpflichtprozeß. 5. XII. 07: seit dem Unfallstage völlig erwerbsunfähig. Heilung zweifelhaft. 30. V. 08: Urteil: Erstattung des Verdienstausfalles. 30. X.08: Abfindung mit 40 000 M.

27. X. 11: Auskunft des Arztes: Zustand unverändert; noch andauernd arbeitsunfähig. „Hat sein Geschäft aufgegeben, trotzdem seine Verhältnisse nicht sehr glänzend sind und er früher sehr fleißig gearbeitet hat".

Fall 120: 54-jährige Kaufmannsfrau. Vorher „etwas nervös". Am 20. V. 07 Radiusfraktur, starke Schreckeinwirkung. Seitdem Armbeschwerden, Herzklopfen, Schlaflosigkeit, Erregbarkeit usw. 20. VI. 07 100% arbeitsunfähig. Krankenhausbehandlung — wesentliche Besserung. 2. XI. 07: höchstens 15—20% erwerbsbeschränkt; Übertreibung. Vom 1. X. 07 bis 30. IX. 09 1500 M. Jahresrente. 26. VIII. 09: Beschwerden unverändert; „tollste Übertreibung"; $33^1/_3$% erwerbsbeschränkt; Besserung zweifelhaft. Dezember 09: Abfindung mit 5000 M.

26. I. 12: Auskunft der Behörde: „In gesundheitlicher Hinsicht macht die . . . einen sehr guten Eindruck." Führt den Haushalt. Bisher in homöopathischer Behandlung.

28. II. 12: Auskunft des Arztes: Zustand unverändert; Prognose „ungünstig in bezug auf Wiederherstellung"; „nur geringe Tätigkeit im Haushalt".

Fall 102: 41-jährige Geschäftsinhaberin. Blutarmut. Am 10. V. 07 bei Zugentgleisung Kopfkontusion und heftige Schreckeinwirkung. Danach Übelkeitsgefühl, Schwindel, Kopfschmerzen, mangelnde Konzentrationskraft, Zittern am ganzen Körper, allgemeine Erregung, Pulsbeschleunigung usw. Badekur ohne Erfolg. 2 Jahre in Nervensanatorium. 25. V. 08: „für absehbare Zeit gänzliche Erwerbsunfähigkeit". 10. 8. 09: unverändert; objektiv Zittern, Pulsbeschleunigung, Sensibilitätsstörungen. 1909/10 Haftpflichtprozeß. 5. IX. 10: Abfindung mit 78 000 M. (Jahreseinkommen 12 000 M.).

26. I. 12: Auskunft der Behörde: . . . „macht einen krankhaften Eindruck, verrichtet leichte häusliche Arbeiten, soll aber in letzter Zeit vielfach durch ihren krankhaften Zustand bettlägerig gewesen sein." Hat ihr Geschäft bereits 1909 aufgeben müssen (Krankheit und finanzielle Schwierigkeiten).

Fall 89: Bahnassistentenfrau (Alter ?). Unterleibsleidend. Am 13. X. 09 bei Zugzusammenstoß heftige allgemeine Erschütterung, danach unbestimmte, wechselnde nervöse Beschwerden. Nach hausärztlicher Behandlung Besserung. Am 20. VIII. 10 noch Kopfschmerzen, Schwindel, Schlaflosigkeit; „anscheinend spielen pekuniäre Sorgen mit, den Zustand zu unterhalten". Abfindung ?

4. II. 12: Auskunft der Behörde: . . . ist noch „hochgradig nervös", noch in ärztlicher Behandlung, bedarf im Haushalt zeitweise fremder Hilfe.

5. I. 12: Auskunft des Arztes: Zustand unverändert; noch Druck im Kopf und Schlaflosigkeit. Prognose „sehr zweifelhaft". Verschlimmerung des Unterleibsleidens.

Aus vorstehend mitgeteilten Krankengeschichten der zu nervösen Störungen i. w. S. disponierten und angeblich unverändert gebliebenen Fälle ist nun zu ersehen, daß der jetzige Zustand zu allermeist nicht lediglich als Unfallfolge angesehen werden kann. So haben sich in Fall 161, wo bereits vor dem Unfalle eine ausgeprägte Arteriosklerose mit nervösen Störungen bestand, zu den in den ersten Jahren vorhanden gewesenen nervösen Unfallfolgen neuerdings Störungen hinzugesellt (Sausen im Kopf, Nachlassen des Gedächtnisses, Herzbeschwerden), die wohl zweifellos der Arteriosklerose zur Last gelegt werden müssen, wie denn auch der behandelnde Arzt den progredienten Alterserscheinungen einen ungünstigen Einfluß auf den weiteren Verlauf beimißt. Auch in Fall 170 werden die angeblich noch periodisch auftretenden nervösen Störungen eher als ein Ausdruck des chronischen Alkoholismus denn als Unfallfolge anzusehen sein. Weiterhin dürfte in Fall 89 die von dem behandelnden Arzte mitgeteilte Verschlimmerung des gleichzeitig bestehenden Unterleibsleidens auf das Allgemeinbefinden der Patientin ungünstig eingewirkt haben, abgesehen davon, daß in diesem Falle auch pekuniäre Sorgen anscheinend dazu beigetragen haben, die Ausheilung der nervösen Beschwerden hintanzuhalten. Finanzielle Schwierigkeiten, die allerdings indirekt mit dem Unfalle zusammenhingen, scheinen auch in Fall 102 ein gravierendes Moment gebildet zu haben. Pat. war durch ihre Erkrankung unfähig, das von ihr bisher mit gutem Erfolg geleitete Putzgeschäft in gleicher Weise weiter zu betreiben, konnte nur noch ab und zu sich um geschäftliche Angelegenheiten bekümmern, verlor dadurch einen großen Teil ihrer Kundschaft und geriet schließlich in solch' prekäre Lage, daß sie zur Aufgabe des Geschäftes gezwungen war. Daß diese Vorgänge Patientin psychisch unberührt gelassen hätten, ist nicht wohl anzunehmen; im Gegenteil wird man ihnen mit Recht einen wesentlichen Anteil an dem ungünstigen Krankheitsverlauf zuschreiben müssen. Auch der sich entfachende Haftpflichtprozeß mit seinen vielerlei Aufregungen mag zur Verschlimmerung des Zustandes beigetragen oder wenigstens ein Abklingen der nervösen Beschwerden hintangehalten haben. Erst bei Berücksichtigung aller dieser Umstände ist ein Verständnis des Falles möglich, wie denn überhaupt die mannigfachen individuellen und sozialen Verhältnisse und Einwirkungen gerade bei dem Verlauf nervöser Unfallfolgen nicht genug gewürdigt werden können. Daß langdauernde Rechtsstreitigkeiten einen ungünstigen Einfluß ausüben, lehren auch die Fälle 1, 64, 134 und 139, zumal wenn es sich wie vorliegendenfalls um psychisch labile, disponierte Individuen handelt. Die dann meist sich entwickelnden hypochondrisch-querulatorischen Zustände sind bekanntermaßen außerordentlich hartnäckig, wenngleich, wie manche andere Fälle unseres Materiales beweisen, eine Besserung, selbst eine Heilung keineswegs ausgeschlossen ist. Ob übrigens in einzelnen der obenerwähnten Fälle, z. B. 1 und 139, nicht doch eine gewisse Besserung eingetreten ist, sei dahingestellt. Ich habe diese Fälle unter die unveränderten aufgenommen, weil die Auskünfte etwas ungenau und zu allgemein gehalten sind und ich andererseits unter die Gebesserten und Geheilten, um ein möglichst genaues Resultat hinsichtlich der Besserungsmöglichkeiten zu erhalten, nur ganz einwandfreie Fälle eingereiht habe. Dubiös ist auch Fall 120. Die Behörde gibt eine günstige Auskunft bezügl. Gesundheitszustand und Arbeitsfähigkeit, während der Arzt den Zustand für unverändert hält, gleichzeitig aber betont, daß er Patientin schon seit längerer Zeit nicht mehr untersucht habe. In den noch zu besprechenden Fällen 7, 46 und 92 endlich scheinen in der Tat noch stärkere Störungen vorhanden zu sein, die nach Lage der Akten nicht als durch sekundäre Momente (Sorgen, Prozeßaufregungen usw.) mitbedingt angesehen werden können, sondern die lediglich als persistierende direkte Unfallfolgen aufzufassen sind. In Fall 46 ist es infolge eines starken Kopftraumas zur Glykosurie gekommen, die seitdem trotz Behandlung nicht mehr zum Schwinden hat gebracht werden können. Für die Annahme, es könne schon vor dem Unfalle ein Diabetes bestanden haben, ist in den Akten keinerlei Anhaltspunkt gegeben; vielmehr wurde von sämtlichen Gutachtern die traumatische Entstehung der Glykosurie als wahrscheinlich erachtet. Anamnestisch war lediglich das Bestehen einer allgemeinen Arteriosklerose zu bemerken, die allerdings eine ungünstige Komplikation abgegeben haben kann. Jedenfalls mag sie für das Bestehenbleiben der nervösen Unfallfolgen in gleichem Maße mitverantwortlich sein wie der traumatisch entstandene Diabetes, wobei auch die Möglichkeit, daß durch das Kopftrauma eine Verschlimmerung der Arteriosklerose eingetreten ist, im Auge behalten werden muß. Die Fälle 7 und 92 betreffen Herzkranke, von denen der eine bereits seit Jahren wegen seiner Herzbeschwerden Badekuren gebrauchte, während der andere, ein Hausierer, bis zum Unfalle keine nennenswerten Beschwerden gehabt zu haben scheint. Im ersteren Falle (7) hat beim Unfalle eine heftige Schreckwirkung stattgefunden. Da durch eine solche es nun gerade besonders häufig zu vasomotorischen und Herzstörungen kommt, so erscheint die von den Gutachtern angenommene Verschlimmerung des Herzleidens durch den Unfall durchaus begründet. Daß überhaupt eine Verschlimmerung eingetreten ist, dürfte auch aus der Abnahme der Arbeitsfähigkeit hervorgehen. Patient war trotz seines Leidens vor dem Unfalle imstande, seinem Fabrikbetriebe in vollem Maße vorzustehen, während er seitdem, auch nach der Abfindung, zu stärkerer Einschränkung seiner Tätigkeit gezwungen ist. Auch in Fall 92 ist eine volle Erwerbsfähigkeit nicht mehr eingetreten, obwohl es sich in diesem Falle um einen ca. 10 Jahre jüngeren Patienten handelt, während man in ersterem Falle dem vorgerückten Alter noch einen gewissen ungünstigen Einfluß beimessen könnte.

Überblicken wir nochmals die unverändert gebliebenen Fälle, so ergibt sich die Schlußfolgerung, daß direkte, primäre Unfallfolgen mit mehr oder weniger weitgehender sekundärer Modifikation nur in vereinzelten, durch Schwere und organische Komplikation charakterisierten Fällen nach der Abfindung bestehen geblieben und daß in den übrigen angeblich nicht gebesserten Fällen sonstige ursächliche Einflüsse für das Persistieren der nervösen Unfallfolgen verantwortlich zu machen sind. Ungünstig sind vor allem das Vorhandensein von Herz- und Gefäßleiden sowie von chronischem Alkoholismus, ferner eine Verzögerung des Vergleichsabschlusses, langwierige Haftpflichtprozesse, ungünstige soziale Verhältnisse, besonders aber das Zusammenwirken mehrerer solcher schädlichen Momente. Jedenfalls ist ihr Einfluß auf den weiteren Verlauf nervöser Unfallfolgen erheblich schwerwiegender, als wenn vor dem Unfalle etwa lediglich eine nervöse Disposition i. e. S. bestanden hätte. Fälle letzterer Art geben zwar, wie bereits ausgeführt, auch keine besonders günstige Prognose, doch pflegt, wenn nicht Heilung, so doch wesentliche Besserung einzutreten.

Was insbesondere die 22 gebesserten Fälle unseres Materiales anbetrifft, so dürfte der Grund für das Ausbleiben einer völligen Heilung wohl vor allem darin zu suchen sein, daß es sich bei ihnen zum weitaus größten Teile um Personen mit ausgesprochen direkt nervöser Disposition handelte. Sie mögen zwar vor dem Unfalle trotz ihrer nervösen Störung voll arbeitsfähig gewesen sein, wie ja zahllose nervöse Beamte, Kaufleute usw. regelmäßig ihrer Berufstätigkeit nachgehen, scheinen aber infolge des Unfalls eine solche Alteration ihres an sich schon geschwächten Nervensystems davongetragen zu haben, daß eine völlige restitutio ad integrum selbst in wirtschaftlicher Beziehung nicht mehr zustande kommen konnte. Es befanden sich unter den

Geheilten	46,6 %	Disponierte	und	53,4 %	Nichtdispon.
Gebesserten . . .	81,8 %	„	„	18,2 %	„
Unveränderten . .	80 %	„	„	20 %	„
Verschlimmerten .	$66^2/_3$ %	„	„	$33^1/_3$ %	„

und zwar bestand nach der früher gegebenen Tabelle die Disposition bei den Gebesserten hauptsächlich in Nervosität, Neurasthenie, Hysterie, mitunter in Kombination mit Blutarmut und allgemeiner Körperschwäche, während es sich bei den Unveränderten vorwiegend um schwerere organische Veränderungen, speziell um Herz- und Gefäßleiden handelte und insbesondere auch chronischer Alkoholismus eine erhebliche Rolle spielte.

Bei den 3 seit der Kapitalabfindung angeblich verschlimmerten Fällen (Fall 19, 90, 100) war zweimal eine stärkere Disposition nachweisbar. In dem 3. Falle handelte es sich um einen Patienten, der erst nach jahrelangem Rentenbezuge eine Abfindung erhalten hatte. Fall 90 betrifft eine 51 jährige Fabrikantenfrau, die bereits vor dem Unfalle (allgemeine Erschütterung) gelenk- und nervenleidend war und bei der stark ausgeprägte Alterserscheinungen (Arteriosklerose und Lungenemphysem) bestanden. Sie wurde, nachdem eine Badekur erfolglos geblieben war, $1^1/_2$ Jahre nach dem Unfalle unter Zugrundelegung einer Erwerbsbeschränkung von $33^1/_3$ %—40 % mit 5000,— ℳ abgefunden (10. III. 11). Die damals bestehenden Beschwerden waren: Kopfschmerzen, Rückenschmerzen,

Benommenheit im Kopf, Ohrensausen, Herzklopfen, Angstgefühl, Mattigkeit, Schlaflosigkeit, Schmerzen im linken Knie- und Hüftgelenk. Die Auskunft der Behörde (2. XII. 11) lautet: „.... macht den Eindruck einer leidenden Frau, die sich auf der Straße beim Gehen eines Stockes bedient. Im Haushalt kann sie die Arbeiten nur mit Unterstützung ihrer erwachsenen Tochter verrichten. Sie selbst steht in zeitweiser Behandlung von Dr. .... Von letzterem ist ihr verordnet worden, ihre Badekur nach Weihnachten wieder aufzunehmen“. Weiterhin wird berichtet, daß Patientin in ungünstigen familiären und sozialen Verhältnissen lebe, die auf ihren Zustand zweifellos von schädlicher Rückwirkung seien.

Der behandelnde Arzt teilt mit, daß Patientin noch zu klagen habe über Ohrensausen, Kopfschmerzen, Gedankenlosigkeit, Aufgeregtsein, Herzklopfen, Schlaflosigkeit und erschwertes Gehen und Stehen. Eine Verschlimmerung sei insofern eingetreten, als die Rückenschmerzen bis in den linken Fuß ausstrahlten. Nach dieser Auskunft muß es fraglich erscheinen, ob die Verschlimmerung überhaupt die nervöse Komponente der Erkrankung betrifft, oder ob nicht vielmehr die ausstrahlenden Rückenschmerzen lediglich auf das alte Hüftgelenksleiden zu beziehen sind. Jedenfalls scheinen die übrigen nervösen Beschwerden der Patientin sich eher gebessert denn verschlimmert zu haben. Hiernach kann man den Fall im ganzen eigentlich nicht als verschlimmert bezeichnen, wenn er auch, zumal in Anbetracht der noch reduzierten Arbeitsfähigkeit, als unverändert gelten kann. Das Ausbleiben einer wesentlichen Besserung dürfte z. T. darin begründet sein, daß seit der Abfindung erst knapp $^3/_4$ Jahr verstrichen sind, zum Teil dürfte auch der Umstand mitspielen, daß nach Lage der Akten durch den Unfall anscheinend eine ungünstige Beeinflussung der Arteriosklerose stattgefunden hat, die natürlich fortbesteht und das Abklingen der nervösen Beschwerden aufzuhalten geeignet ist.

In Fall 100 handelt es sich um eine zur Zeit des Unfalles 26 jährige Näherin, jetzige Kaufmannsfrau, die von jeher an ziemlich starker Blutarmut litt und seit dem Unfalle (Kopftrauma und heftige Schreckeinwirkung) zu klagen hatte über Kopfdruck, Kopfschmerz, Schwindelgefühl, Gedächtnisabnahme, Herzklopfen, allgemeine Unruhe und Erregbarkeit, Angstgefühl und Schlaflosigkeit. Nach hausärztlicher Behandlung trat Besserung ein, doch bestanden zur Zeit der Abfindung (6. VIII. 1906) noch Kopfschmerzen, Gedächtnisschwäche und Müdigkeit, auch war die Arbeitsfähigkeit „noch nicht ganz" wiederhergestellt. Die Behörde gibt am 28. XII. 11 folgende Auskunft: „Die . . . macht einen kränklichen, nervösen Eindruck, sie soll zeitweise nicht in der Lage sein, die Haushaltungsarbeiten zu verrichten und muß sich fremder Hilfe bedienen". Der die Patientin zur Zeit der Abfindung behandelnde Arzt teilt mit, daß Patientin damals als wesentlich gebessert angesehen werden konnte und eine weitere Behandlung nicht mehr stattfand. Der jetzige Hausarzt gibt an, daß Patientin in den letzten Jahren in seiner Behandlung gestanden habe, „aber nicht wegen der Unfallfolgen". Sie klage zurzeit über leichtes Erregtsein, mißmutige Stimmung, Schlaflosigkeit, Magenschmerzen („welche ich früher als Cholangitis erklärte") und gebe an, daß die Kopfschmerzen schlimmer geworden seien. Nach diesen Auskünften hat es den Anschein, als ob das Krankheitsbild der Patientin seit der Abfindung eine gewisse Verschiebung erfahren habe und die jetzigen Beschwerden vielleicht zu einem großen Teil nicht auf den Unfall, sondern auf irgendwelche sonstigen Einflüsse zurückzuführen sind, zumal der Hausarzt besonders hervorhebt, daß eine Behandlung wegen der Unfallfolgen in den letzten Jahren nicht stattgefunden hat. Wenn Patientin den Unfall als Ursache ihrer jetzigen Beschwerden in Anspruch nimmt, so scheint es sich hier um den für Unfallneurotiker geradezu typischen Vorgang zu handeln, alle möglichen aus sonstigen Gründen später eintretende Störungen dem Unfall zur Last zu legen, ebenso wie die Unfallneurotiker geneigt sind, schon lange vor dem Unfall bestehende Leiden als Unfallfolge hinzustellen. Der dritte, angeblich verschlimmerte Fall (19) betrifft einen zur Zeit des Unfalles 25 jährigen Schlosser, der, bis dahin gesund, als Reservist das Eisenbahnunglück bei Gerolstein (18./19. Mai 1897) mitmachte, damals eine Quetschung der linken Kopfseite erlitt und zunächst über Schwerhörigkeit und Ohrensausen klagte. Nach spezialistischer Behandlung gingen die Beschwerden soweit zurück, daß vom 26. 6. 97 an wieder volle Erwerbsfähigkeit bestand und Patient seine Berufstätigkeit in vollem Umfang wieder aufnehmen konnte. Durch den Lärm des Fabrikbetriebes scheint jedoch bei dem noch etwas empfindlichen Patienten ein Rückfall eingetreten zu sein und zwar mit erheblich stärkeren Beschwerden als direkt nach dem Unfalle bestanden hatten. Jedenfalls klagte er im nächsten Jahre über Ohrensausen, Schwerhörigkeit, Beängstigung, Herzklopfen, Schwindelgefühl, Schlaflosigkeit und leicht eintretende Erschöpfung. Vom 16. 6. 98 bis 9. 1. 99 bestand völlige Erwerbsunfähigkeit; doch trat nach nervenärztlicher Behandlung weitgehende Besserung ein. Vom 1. 2. 99 an bezog er dann eine 15 prozentige Rente (jährlich 225,— *M*). Eine weitere Besserung war bei dem inzwischen selbständig gewordenen Patienten trotz Anwendung der verschiedensten Heilmethoden nicht zu erzielen; am 7. 4. 1910 mußte sogar eine Erhöhung der Rente auf 30 % vorgenommen werden. Patient hatte angebl. noch zu klagen über Schlaflosigkeit, Schwächegefühl, Überempfindlichkeit gegen Geräusche, Ohrensausen, Schwerhörigkeit, Gedächtnisschwäche und gedrückte Stimmung. Im Vordergrund standen statt der Ohrenbeschwerden jetzt vor allem die allgemein nervösen Erscheinungen und zwar mit ausgesprochen hypochondrischer Färbung. Patient verlangte weiterhin eine wesentliche Rentenerhöhung, erklärte sich jedoch schließlich mit einer Abfindungssumme von 9500,— *M* einverstanden (22. 2. 11).

Die Behörde erteilt folgende Auskunft (21. 3. 12): . . . . „nimmt an den auszuführenden Arbeiten nicht persönlich teil; er ist sogar infolge seines Leidens kaum imstande, die Aufsicht zu führen. Er macht bei oberflächlicher Beurteilung einen leidenden und krankhaften Eindruck“.

Die Auskunft des Hausarztes (30. 3. 12) besagt, daß in dem Befinden des Patienten eine wesentliche Verschlimmerung eingetreten sei, daß er im vergangenen Jahre längere Zeit sich in einem Sanatorium aufgehalten habe und sich auch jetzt wieder dort befinde.

In diesem Falle ist also zweifellos die Abfindung ohne irgendwelchen Einfluß geblieben. Man muß aber berücksichtigen, daß die Abfindung erst vor relativ kurzer Zeit stattgefunden und andererseits Patient 13 Jahre hindurch Rente erhalten hat, so daß für diesen Fall eigentlich alle diejenigen Momente mit in Frage kommen müssen, die bei den Rentenempfängern zu besprechen sein werden.

Als Gesamtresultat bezüglich der Abfindung ergibt sich, daß die Prognose nervöser Unfallfolgen, gleichviel welcher speziellen Ätiologie, bei den Abgefundenen im allgemeinen außerordentlich günstig sich gestaltet und daß bei den angeblich unveränderten und verschlimmerten Fällen sich fast ausnahmslos komplizierende Einflüsse nachweisen lassen. Handelt es sich um einen bisher gesunden, nicht disponierten nervösen Unfallpatienten in nicht zu hohem Alter, liegt der Unfall nicht zu weit zurück, haben keine langwierigen Prozesse stattgefunden, kommen keine ungünstigen sozialen Einflüsse in Betracht, so kann man — die Richtigkeit der Diagnose vorausgesetzt — im Falle der Abfindung mit an Sicherheit grenzender Wahrscheinlichkeit den Eintritt völliger Heilung innerhalb weniger Jahre in Aussicht stellen, zum wenigsten in praktischer Beziehung, wenngleich eine Heilung im medizinischen Sinne sich bei der Mehrzahl der Fälle gleichfalls einzustellen pflegt.

Aber auch bei dem Vorhandensein komplizierender Einflüsse braucht die Prognose bei den abzufindenden Fällen keineswegs immer als eine ungünstige angesehen zu werden. Liegt eine begleitende Erkrankung vor, z. B. Arteriosklerose, so ist zunächst zu erwägen, ob diese Erkrankung an sich etwa eine Verschlimmerung durch den Unfall erfahren hat oder nicht. Im ersteren Falle ist die Prognose ungünstiger als im zweiten Falle, beide Male aber keineswegs schlecht, wenn auch weniger günstig als bei fehlender Komplikation. In jedem Falle darf man nach den Erfahrungen unseres Materials damit rechnen, daß die nervöse Komponente des Krankheitsbildes allmählich abklingt, wenn auch eine etwas längere Zeit dazu erforderlich sein sollte, als ohne Komplikation es der Fall wäre, während im übrigen die Prognosestellung von der Natur der begleitenden Erkrankung mit abhängig ist. Bei Beurteilung letzterer geht man, wenn Verschlimmerung vorliegt, im allgemeinen wohl nicht fehl in der Annahme, daß auch ohne traumatische Einwirkung im Laufe der Zeit sich Störungen entwickelt hätten und daß durch den Unfall diese Entwicklung nur eine Beschleunigung erfahren habe. Die Bedeutung der sonstigen noch in Frage kommenden komplizierenden Einflüsse dürfte aus dem früher Gesagten ohne weiteres sich ergeben. Ihre Bewertung wird selbstverständlich je nach Lage des Falles variieren.

2. Weiterer Verlauf bei Rentenverfahren.

Die Zahl der Rentenempfänger unter unserem Materiale ist, weil neuerdings die Eisenbahnverwaltung mehr und mehr den

Modus der Rentengewährung verlassen hat, zwar nur eine geringe (31), doch bieten diese wenigen Fälle gleichwohl so manche charakteristischen Züge, daß eine Besprechung angezeigt erscheint.

Unter den 31 Rentenempfängern befinden sich 20 Männer und 11 Frauen. Zur Zeit des Unfalles standen im Alter bis zu 40 Jahren 15, über 40 Jahren 14 Patienten, bei 2 weiteren war keine genaue Altersangabe in den Akten vermerkt. Das Verhältnis zwischen jüngeren und älteren Individuen ist also ungefähr dasselbe wie bei den Abgefundenen. Nur sei bemerkt, daß unter den 31 Rentenempfängern nicht weniger als 8 junge Männer im Alter von 20—30 Jahren sich befinden.

Von den 31 Fällen erhalten 28 zurzeit noch Rente. In den 3 übrigen Fällen ist es zur Aufhebung der Rente gekommen und zwar einmal wegen Todesfalls (26), einmal wegen Kapitalisierung der Rente (22), einmal wegen vorgerückten Alters (131). In letzterem Falle handelte es sich um einen 70 jährigen emeritierten Pfarrer, der bei einem Zugzusammenstoß neben starker körperlicher Erschütterung infolge des ausgestandenen Schreckens einen heftigen Nervenshock erlitt, dadurch in seiner literarischen Tätigkeit behindert war und mehrere Jahre hindurch eine seinem Verdienstausfall entsprechende Entschädigung bezog. Seine Beschwerden waren laut ärztlichem Gutachten noch 3 Jahre nach dem Unfalle unverändert. Eine weitere Rentenzahlung wurde von dem Fiskus wegen des vorgerückten Alters des Patienten abgelehnt. Fall 22 betrifft einen 41 jährigen Bäckermeister, der nach Kontusion des Kopfes und der Brust einen typischen „zerebralen Symptomenkomplex" aufwies, trotz längerer Sanatoriumsbehandlung völlig erwerbsunfähig blieb und nach 10 jährigem Rentenbezuge neuerdings abgefunden wurde. Der Zustand war trotz des weit zurückliegenden Unfalles völlig unverändert geblieben. Auch in Fall 26 — 62 jährige Kaufmannswitwe mit nervös-hypochondrischen Beschwerden nach Kopftrauma — war im Laufe des mehrjährigen Rentenbezuges bis zu dem vor 3/4 Jahren erfolgten Tode eine Besserung nicht zu verzeichnen. Der Verlauf dieser 3 Fälle sowie die Tatsache, daß die übrigen 28 Patienten zurzeit noch sämtlich im Genusse einer Rente stehen, dürfte aber an und für sich keine hinreichende Grundlage für die Beurteilung des Rentenverfahrens abgeben. Wichtiger ist die Feststellung, wie sich der Verlauf der Erkrankung seit der erstmaligen Rentenfestsetzung gestaltet hat. Sehen wir unser Material daraufhin durch, so erhält man das überaus bemerkenswerte Ergebnis, daß nur bei 2 von den 31 Rentenempfängern im Laufe des Rentenverfahrens eine Besserung konstatiert werden konnte, während 27 unverändert blieben und bei 2 sogar eine Verschlimmerung eintrat. Worauf ist nun dieses ganz außerordentlich ungünstige Ergebnis, dem trotz des geringen Materiales, auf dem es beruht, eine Bedeutung nicht abgesprochen werden kann, zurückzuführen? Es wurde bereits erwähnt, daß die Altersverhältnisse nicht ungünstiger liegen als bei den Abgefundenen. Aber auch von einer stärkeren Disposition der in Betracht kommenden Rentenempfänger zu nervösen Erkrankungen kann vorliegendenfalls keine Rede sein. Unter den 130 Abgefundenen mit genauen anamnestischen Angaben befanden sich 43 % bis zum Unfall angeblich Gesunde und 57 % im weiteren Sinne Disponierte; von den 27 Rentenempfängern, bei denen über den früheren Gesundheitszustand nähere Angaben in den Akten enthalten waren, waren 12 (= 44,4 %) bis zum Unfalle anscheinend völlig gesund und 15 (= 55,6 %) disponiert, wobei noch besonders beachtenswert ist, daß von schwerwiegenden Komplikationen (Herz- und Gefäßleiden, Alkoholismus) — wie sie bei den unverändert gebliebenen Abgefundenen anzutreffen waren — sich nur in einem einzigen Falle ein Herzleiden (Mitralinsuffizienz) nachweisen ließ, das zudem, nach den aktenmäßigen Gutachten zu urteilen, von dem Unfalle (Kopftrauma) anscheinend in keiner Weise berührt worden ist. Bei den übrigen 14 Fällen konnte eine Disposition i. w. S. erblickt werden in

Nervosität, Neurasth., Hysterie	bei	7	Patienten
Unterleibsleiden	"	1	"
Ohrenleiden	"	1	"
Lungentuberkulose	"	1	"
früheren Unfällen	"	4	"

Ein Vergleich mit der bei den Abgefundenen mitgeteilten Tabelle lehrt, daß die fast durchweg unverändert gebliebenen Rentenempfänger bezüglich der speziellen Art der Disposition etwa in eine Parallele zu stellen sind mit den zur Ausheilung gelangten Abgefundenen, bei denen gleichfalls die speziell nervös Disponierten und die wiederholt Verunglückten in der Überzahl waren.

Auch die Art der erlittenen Verletzung scheint für den weiteren Verlauf von keiner wesentlichen Bedeutung gewesen zu sein. Bei dem Unfalle hatte vorwiegend eingewirkt

ein heftiger Schreck . . . . . . in 7 Fällen
„ Kopftrauma . . . . „ 18 „
„ sonstiges lokales Trauma . . „ 4 „
eine allgemeine Erschütterung . . „ 2 „

Danach könnte man zwar zunächst vermuten, der ungünstige Krankheitsverlauf bei den Rentenempfängern sei zum großen Teile mitbedingt durch den relativ hohen Prozentsatz von nervösen Störungen nach Kopftraumen, zumal unter den 18 Kopftraumen sich 12 Gehirnerschütterungen leichter bis schwerer Art befunden haben sollen. Demgegenüber ist aber zu betonen, daß einerseits bei den Abgefundenen die nervösen Störungen nach Kopftraumen im allgemeinen die gleich gute Prognose abgegeben haben wie beispielsweise die Schreckneurosen, während andererseits letztere bei den Rentenempfängern eine ebenso schlechte Tendenz zur Heilung zeigten als die Kommotionsneurosen oder die nervösen Störungen nach lokalen Traumen oder allgemeiner Erschütterung. Besonders hervorgehoben sei noch, daß von den 11 abgefundenen Fällen, bei denen eine ausgesprochene Gehirnerschütterung vorgelegen hatte, 9 zur Heilung kamen, 1 sich besserte und 1 (Fall 19) sich verschlimmerte, während von den 12 Rentenempfängern, bei denen „leichte“ oder auch schwerere Gehirnerschütterung diagnostiziert war, auch nicht ein einziger seit Festsetzung der Rente als gebessert angesehen werden konnte, während in einem Falle auf Grund ärztlicher Atteste eine Erhöhung der Rente wegen eingetretener Verschlimmerung erfolgen mußte. Nichtsdestoweniger mag zugegeben werden, daß in dem einen oder anderen Falle tatsächlich schwerere Störungen vorgelegen haben können als unter den Abgefundenen mit Gehirnerschütterung, wenngleich sich aus den Akten, abgesehen von einem zweifelhaften Fall von Schädelbasisbruch (Fall 21), nichts derartiges ergibt und die aufgetretenen Symptomenkomplexe den früher beschriebenen Krankheitsbildern durchaus entsprechen.

Von größerem Einflusse auf den Krankheitsverlauf scheinen aber die sozialen Verhältnisse der Patienten gewesen zu sein. In der überwiegenden Mehrzahl der Fälle handelte es sich um unbemittelte, den niederen Ständen angehörende Personen; nicht weniger als 12 waren Bergleute, Fabrikarbeiter und Personen in ähnlicher Stellung. Die dem Mittelstande angehörenden Patienten befanden sich fast ausnahmslos in abhängiger Position (Reisende, Agenten usw.). Den sogen. höheren Ständen war nur 1 Patient zuzurechnen. Die starke Beteiligung unbemittelter Volksschichten ist um so mehr bemerkenswert, als unter den Abgefundenen doch ein relativ großer Prozentsatz besser situierter Personen sich befand. Für den Verlauf der Unfallneurosen dürfte nun vorliegendenfalls den sozialen Verhältnissen insofern eine wichtige Bedeutung zukommen, als eine ganze Reihe von Patienten infolge des Unfalles ihrer Stellung verlustig ging oder einen derartigen Verdienstausfall erlitt, daß materielle Sorgen schwerwiegendster Art unausbleiblich waren, die dann ihrerseits die nervösen Beschwerden nicht nur in der Ausheilung aufgehalten, sondern sogar verschlimmert haben mögen. Dazu kam in vielen Fällen das Bestreben, sich für den vermeintlichen oder tatsächlichen Verlust nicht nur schadlos zu halten, sondern wenn möglich sogar noch Nutzen daraus zu ziehen. Dementsprechend finden sich gerade unter den Rentenempfängern unseres Materials auffallend viele Patienten, bei denen stärkere Übertreibung mit großer Wahrscheinlichkeit angenommen werden mußte und bei denen im Laufe des Rentenkampfes das vermeintliche Recht auf eine möglichst hohe Entschädigung allmählich so zur fixen Idee ward und eine solch' psychische Veränderung sich entwickelte, daß schließlich die schwersten Formen von Rentenkampfneurose resultierten.

In manchen Fällen ist der ungünstige Verlauf mitbedingt durch die Eigenart des Berufes. So wird es z. B. für einen Fabrikarbeiter mit nervösen Beschwerden recht schwierig sein, wieder in eine geordnete Tätigkeit hineinzukommen, da ihm bei der oft bestehenden Überempfindlichkeit gegen Geräusche die Wiederaufnahme der Arbeit in einem Fabrikbetriebe meist erst nach längerer Zeit wieder möglich ist, bis dahin aber infolge der erzwungenen Untätigkeit, der gesteigerten Selbstbeobachtung und des Kampfes um Rente oft nervöse Beschwerden hypochondrischen Charakters zu den ursprünglichen Störungen sich hinzugesellen. Unter den 31 Rentenempfängern war der Krankheitsverlauf besonders ungünstig bei einigen Bergleuten des Saarreviers mit nervösen Erscheinungen nach Kopftraumen. Bergmännische Arbeit war wegen des vorwiegend zerebralen Symptomenkomplexes (Kopfschmerzen, Schwindelgefühl beim Bücken usw.) vorderhand unmöglich; Besserung konnte nicht bestimmt in Aussicht gestellt werden, so daß schließlich auf Grund der Statuten Pensionierung seitens der Knappschaft erfolgen mußte. Daß dieses plötzliche Herausgerissenwerden aus dem Berufe einen ungünstigen Einfluß auf das gesamte Befinden des Patienten, besonders auf seine Stimmung ausüben muß, ist ohne weiteres einleuchtend, und so finden wir denn gerade bei diesen pensionierten Bergleuten ganz ausgeprägt hypochondrisch gefärbte Krankheitsbilder. Keiner von ihnen ist wieder arbeitsfähig geworden, obwohl das ursprüngliche Trauma, wenigstens bei einzelnen, nur ziemlich unbedeutender Natur gewesen zu sein scheint und unter den Abgefundenen sich zahlreiche analoge Verletzungen finden, die zur völligen Ausheilung gelangt sind. Dazu handelte es sich noch bei den Rentenempfängern in der Mehrzahl der Fälle um junge, kräftige Männer, bei denen keinerlei Disposition zu nervöser Erkrankung mit in Frage kam. Ein Teil von ihnen bezieht außer der Eisenbahnrente und der Knappschaftspension noch Reichsinvalidenrente. Dem sozialen Leben sind sie nahezu vollständig verloren. Die eingeholten Auskünfte haben ergeben, daß mit Ausnahme eines einzigen, der vorübergehend ein kleines Manufakturwarengeschäft betrieb, keiner einen sonstigen Beruf ergriffen hat, obgleich nur 2 von ihnen eine 100 proz. Rente, die übrigen dagegen nur 50- resp. 20 proz. Teilrenten beziehen. Einzelne verrichten leichte Hausarbeit oder führen auf dem Felde die Aufsicht, die übrigen sollen ohne irgendwelche Beschäftigung sein. Ungefähr ebenso lauten die Auskünfte bei den Rentenempfängern ähnlicher Berufsklassen. Wenn in diesen Fällen keine Besserung eintritt und bei den fast jährlich wiederholten Nachuntersuchungen sich immer wieder derselbe Befund darbietet, so liegt die Ursache wohl hauptsächlich darin, daß die Patienten, einmal herausgerissen aus ihrer Tätigkeit, sich nun ängstlich an ihre Rente klammern, bildet sie doch sehr häufig das einzige Einkommen der ganzen Familie. Es ist daher verständlich, wenn auch selbstredend nicht zu billigen, daß die meisten Rentenempfänger an einer Besserung ihres Zustandes gar kein Interesse haben; denn es würde z. B. eine Besserung der Erwerbsfähigkeit von 0 % auf 20 % praktisch für sie kaum irgend einen Wert besitzen, andererseits aber zur Verminderung der Rente führen. Sie haben, besonders bei schon etwas längerer Dauer der Beschwerden, die Befürchtung, niemals mehr gesund und arbeitsfähig zu werden und bieten daher alles auf, die einmal erkämpfte Rente sich zu erhalten, zumal sie in der Rentengewährung mit einem Schein von Recht geradezu die amtliche Bestätigung ihres ihrer Ansicht nach schweren, unheilbaren Leidens erblicken. Aber auch diejenigen Patienten, die anfangs noch den guten Willen haben, an ihrer Genesung mitzuarbeiten, werden durch den Rentenbezug gar zu leicht „verwöhnt", das mühelose Einkommen behagt ihnen, und sie ziehen es in vielen Fällen vor, ihre weiteren Tage als „Rentner" zu verbringen, als sich durch eigne Arbeit zu erhalten. Es bietet sich hier ein ähnliches Bild wie bei den Rentenempfängern der Berufsgenossenschaften, nur daß bei letzteren die Renten meist wesentlich geringer ausfallen, während die Eisenbahnrenten in Höhe des Gesamtschadens gezahlt werden müssen. Daß die Rentenempfänger in der Verfolgung ihrer Rechtsansprüche oft den Weg des Erlaubten verlassen und sich auf unrechtmäßige Art und Weise den Weitergenuß der Rente sichern, kommt ihnen dabei mitunter gar nicht zum Bewußtsein. Sie pochen auf ihr „wohlerworbenes Recht" auf Rente und kümmern sich nicht um die mehr oder weniger verwerfliche Art ihres Vorgehens. Zur Erhaltung ihrer Rente gilt ihnen jedes Mittel recht; sie arbeiten sich häufig bewußt oder unbewußt in einen nervös-hypochondrischen Zustand geradezu hinein. Derartige Zustände dauern, zumal bei hohem Rentenbezug, Jahre und Jahrzehnte lang an. Unter den 31 Rentenempfängern unseres Materiales liegt der Unfall zurück:

2—4 Jahre	3 mal	12—14 Jahre	2 mal
4—6 „	4 „	14—16 „	3 „
6—8 „	5 „	16—20 „	2 „
8—10 „	6 „	20—24 „	2 „
10—12 „	4 „		

Danach dauern die nervösen Beschwerden bei 77,5 % schon mehr als 6 Jahre an, während bei den Abgefundenen nur 11,7 % vor mehr als 6 Jahren den Unfall erlitten haben und dabei zudem zum größten Teil schon seit längerer Zeit wieder als geheilt oder wesentlich gebessert anzusehen sind. Es mag dieser auffällige Unterschied bis zu einem gewissen Grade in Zufälligkeiten des Materiales begründet sein, nichtsdestoweniger ist man auf Grund dieser Gegenüberstellung zu der Annahme berechtigt, daß beim Rentenverfahren die nervösen Erscheinungen ganz unverhältnismäßig länger andauern als bei einmaliger Kapitalabfindung.

Die Dauer des Rentenbezuges ist meist einige Jahre kürzer, da das Festsetzungsverfahren oft sehr lange Zeit in Anspruch nahm und in nicht weniger als 12 Fällen ein mehrjähriger Haftpflichtprozeß vorausging. Daß die mit Prozessen verbundenen psychischen Alterationen den Verlauf der Unfallneurosen meist ungünstig beeinflussen, wurde bereits erwähnt. Zweifellos haben die oft recht langwierigen Prozesse auch bei den Rentenempfängern zu dem ungünstigen Ergebnis mit beigetragen, ebenso wie sie bei den Abgefundenen die Prognose verschlechtert haben. Übrigens schien die Schuld an der Entstehung eines Prozesses in den allermeisten Fällen auf seiten der Verletzten zu liegen, die oft durch maßlose Forderungen und unentwegtes Festhalten daran es den Behörden unmöglich machten, trotz weitgehendstem Entgegenkommen eine Verständigung zu erreichen. Viele sehen eben, wenn sie einen Eisenbahnunfall erlitten haben, den Fiskus geradezu als Versorgungsanstalt an, und nur relativ wenige bleiben mit ihren Forderungen in Grenzen, die ihrer bisherigen Lebenshaltung entsprechen.

Der Grad der Erwerbsbeschränkung betrug bei den 31 Rentenempfängern in den ersten Wochen nach dem Unfalle:

100 %	27 mal	75 %	2 mal
80 %	1 „	0 %	1 „

war also zunächst, wie es den allgemeinen Erfahrungen entspricht, fast ausnahmslos sehr hoch. Der Fall 29, in dem zunächst überhaupt keine Erwerbsbeschränkung bestand, betraf einen 50jährigen, bis dahin angeblich gesunden und arbeitsfähigen Fuhrknecht, dessen Wagen von einer Lokomotive angefahren wurde. Er selbst wurde durch den heftigen Anprall zu Boden geschleudert, erlitt eine Hautabschürfung des rechten Armes und gab später an, auch bewußtlos gewesen zu sein und aus dem rechten Ohre geblutet zu haben. Trotz dieser anscheinend nicht unbedeutenden Läsion arbeitete Patient noch ununterbrochen ca. 7 Wochen hindurch, obwohl er nach seiner späteren Aussage unter Kopfschmerzen, Gedächtnis- und Sehstörungen zu leiden hatte. Die Arbeit stellte er erst ein, als sich im Anschluß an die Hautabschürfung eine eitrige Phlegmone entwickelte, die später gespalten werden mußte. Patient trat nun mit Entschädigungsansprüchen an die Eisenbahnverwaltung heran und erhob, da er abgewiesen wurde, gerichtliche Klage. Seine Beschwerden hatten inzwischen angeblich stark zugenommen, so daß völlige Erwerbsunfähigkeit bestand. Nach mehrmonatiger Krankenhausbehandlung trat Besserung ein — Erwerbsbeschränkung 40 %, dann 20 %. In den ersten ärztlichen Gutachten wurde betont, daß Patient stark übertreibe bezw. simuliere und seine Beschwerden in der Hauptsache als Ausfluß seiner Rentensucht aufzufassen seien. Ein weiteres Gutachten kam jedoch zu dem Schlusse, daß die vorhandenen funktionell-nervösen Störungen ursächlich auf den Unfall zu beziehen seien und eine Erwerbsbeschränkung von 75—80 % bestehe. Daraufhin wurde nach 3 jährigem Prozesse durch Urteil des Oberlandesgerichts dem Patienten eine 75 proz. Rente bis zum 65. Lebensjahre zuerkannt, die alsdann bis zum 70. Jahr eine stärkere Herabminderung erfahren soll. Seit 4 Jahren bezieht der jetzt 59 jährige Patient auch Reichsinvalidenrente. Die eingeholte Auskunft besagt, daß er wegen seines schlechten Gesundheitszustandes noch *ohne jede Beschäftigung* ist.

Wenn auch ein Zusammenhang der bestehenden nervösen Störungen mit dem Unfalle nicht wohl in Abrede gestellt werden kann, so dürfte dieser geradezu *typische Fall von Rentenkampfneurose* doch beweisen, welch' ungünstigen Einfluß sekundäre Momente (komplizierende Erkrankung, Begehrungsvorstellungen, Prozeßaufregungen usw.) ausüben und wie insbesondere die Erwerbsfähigkeit im Verlaufe des Rentenkampfes mehr und mehr sinken kann.

Zur Zeit der *Festsetzung der Rente* betrug die *Erwerbsbeschränkung* bei den 31 Rentenempfängern:

100 %	18 mal	30 %	1 mal
80 %	1 „	20 %	2 „
75 %	6 „	15 %	1 „
50 %	2 „		

Es geht hieraus, verglichen mit der zu anfangs bestehenden Erwerbsbeschränkung, hervor, *daß der Zustand in einem nicht unerheblichen Prozentsatze der Fälle bis zur 1. Rentenfestsetzung eine zum Teil sogar bedeutende Besserung erfahren hat* — ein Beweis, daß es sich bei den 31 Rentenempfängern *keineswegs um von vornherein hoffnungslose Fälle gehandelt hat.* Um so frappierender ist die Tatsache, *daß der bis zur Rentenfestsetzung im allgemeinen befriedigende Verlauf von da an in sein Gegenteil umgeschlagen ist*, denn wie bereits erwähnt, ist nur in 2 Fällen (62, 165) von diesem Zeitpunkt an bis jetzt noch eine weitere Besserung eingetreten, während in 2 anderen Fällen (18, 149) der Zustand sich sogar verschlimmert haben soll. Diese Tatsache beweist, *daß mit dem Rentenverfahren ein Faktor eingegriffen hat, der den weiteren Heilungsverlauf direkt gehemmt und den bis dahin erzielten Heilerfolg teilweise sogar wieder rückgängig gemacht hat.* Die beiden gebesserten Fälle müssen ganz außer Betracht bleiben: *Fall* 165 betrifft einen zur Zeit des Unfalles (1898) 30*jährigen Kaufmann*, der neben unbedeutenden Kontusionen starke nervöse Störungen nach heftiger Schreckeinwirkung davontrug, nach mehrjährigem Prozesse 1903 eine *Abfindung* von 120 000,— *M*, daneben für Kurkosten usw. eine *Jahresrente* von 2000,— *M* zugebilligt erhielt und bei dem im Laufe der Jahre anscheinend eine bedeutende Besserung seines Zustandes eingetreten ist. Da aber hier die hohe Abfindung mit in Betracht zu ziehen ist, so kann die eingetretene Besserung nicht lediglich unter dem Gesichtspunkte des Rentenverfahrens beurteilt werden. Eher könnte man daran denken, daß die Abfindung günstig gewirkt hat, eine *definitive Ausheilung aber durch die noch stattfindende Rentenzahlung verhindert wird*, wobei besonders die lange Dauer des Rentenbezuges in die Wagschale fallen dürfte. In Fall 62 konnte vor einiger Zeit eine Besserung festgestellt werden, aber *nicht hinsichtlich der nervösen Beschwerden*, sondern hinsichtlich eines gleichfalls mit dem Unfalle in Zusammenhang stehenden *Lungenleidens.* Neuerdings hat übrigens Patient wieder Verschlimmerung angemeldet.

Die *Höhe der gezahlten Jahresrenten* ist aus folgender Tabelle ersichtlich:

bis 500	*M*	4 mal
500—1000	,,	6 ,,

1000—1500 ℳ	7	mal
1500—2000 „	2	„
2000—3000 „	5	„
3000—4000 „	3	„
4000—5000 „	1	„
5000—6000 „	3	„

Was die angeblich verschlimmerten Fälle anbelangt, so ist in Fall 149 von dem Patienten vor kurzem Klage auf Rentenerhöhung eingereicht worden, weil die nervösen Beschwerden stark zugenommen haben sollen. Eine definitive Entscheidung ist bis jetzt noch nicht erfolgt. Fall 18 betrifft einen zur Zeit des Unfalles (1890) 40jährigen Holzhändler, der infolge heftigen Stoßes eine leichte Gehirnerschütterung erlitt und von da an über zerebrale Symptome: Kopfschmerz, Schwindel usw. zu klagen hatte. Nach mehrjährigem Prozesse kam im Jahre 1894 ein Vergleich zustande, wonach dem Patienten bis auf weiteres eine 66²/₃ proz. Rente gezahlt wurde. Alljährlich vorgenommene Nachuntersuchungen ergaben, daß der Zustand völlig unverändert blieb, bis im Januar 1909 eine nach vorübergehender Rückbildung sich später wiederholende halbseitige Lähmung eintrat, die nach dem Gutachten von Haus- und Kreisarzt ursächlich auf den im Jahre 1890 erlittenen Unfall zurückzuführen war. Die Erwerbsbeschränkung wurde auf 75 % veranschlagt. Neuerdings wurde eine stark ausgeprägte Arteriosklerose festgestellt. Patient arbeitet nicht, lebt von seiner Rente und besucht alljährlich Luftkurorte usw. Ob die im Jahre 1909 eingetretene halbseitige Lähmung nicht doch ein Vorbote der jetzt manifesten Arteriosklerose und daher unabhängig von dem vor 19 Jahren erlittenen Unfall war, sei nur vermutungsweise geäußert.

---

7. Schlussfolgerungen.

Wenn aber auch bei den Rentenempfängern unseres Materials eine Verschlimmerung der nervösen Unfallfolgen in keinem der Fälle eingetreten sein sollte, so bleibt das Ergebnis des Rentenverfahrens nach wie vor dennoch ein außerordentlich ungünstiges und kann sich nicht im entferntesten mit dem beinahe glänzenden Resultate bei den Abgefundenen messen. Selbst wenn man unsere Rentenfälle wegen der geringen Zahl ganz außer acht lassen und etwa die früher erwähnten Ergebnisse von Schultze und Stursberg[60], die über 172 Rentenempfänger berichten, zum Vergleich heranziehen würde, so läge auch in diesem für die Beurteilung des Rentenverfahrens günstigeren Falle auf seiten der Abfindung doch noch ein solch erheblicher Vorsprung bezüglich der günstigen Resultate, daß prinzipiell unbedingt das Abfindungsverfahren als das sowohl für die Haftpflichtigen als auch für die Geschädigten zweckmäßigste Verfahren bezeichnet werden muß. Es ist günstig für die Haftpflichtigen, weil die Entschädigungssummen bei diesem Modus sich ganz bedeutend niedriger stellen als bei dem geradezu endlosen Rentenverfahren. Mindestens ebenso vorteilhaft ist aber die Abfindung auch für die Geschädigten, weil sie nach erfolgter Abfindung die besten Aussichten haben, ihre Gesundheit und volle Arbeits- und Erwerbsfähigkeit wiederzuerlangen, während sie als Rentenempfänger stets als minderwertige Arbeiter gelten und dementsprechend schlecht bezahlt werden, oft sogar völlig erwerbsunfähig bleiben und zu unnützen Mitgliedern der menschlichen Gesellschaft werden, häufig verbittert und unzufrieden, sich selbst und anderen zur Last. Rentengewährung bei nervösen Unfallpatienten ist in manchen Fällen tatsächlich ein Danaergeschenk. Auf welche Absonderlichkeiten manche Rentenempfänger in der Sorge um Erhaltung der Rente verfallen, geht aus dem Bericht über eine an Hysteroneurasthenie leidende Patientin hervor, die seit der Rentengewährung ihre Wohnung nicht mehr verlassen hat aus Furcht, ihr Verhalten außerhalb des Hauses hönne beobachtet und ihre Rente dadurch gefährdet werden.

Manche Autoren befürchten bei prinzipiellem Übergang zum Abfindungsverfahren ein häufigeres Auftreten von „Abfindungsneurosen", da mancher Unfallpatient sich veranlaßt sehen könnte, nervöse Beschwerden hartnäckig vorzugeben, um auf leichte Art und Weise in den Besitz eines größeren Kapitals zu kommen. Daß diese Befürchtung bis zu einem gewissen Grade berechtigt ist, mag zugegeben werden. Man muß aber berücksichtigen, daß genau dieselben Bedenken auch bezüglich des Rentenverfahrens geltend zu machen sind. Besteht einmal bei einem Patienten das Bestreben, einen Unfall auszubeuten, so dürfte für ihn die Art des Entschädigungsverfahrens vielfach nur sekundäre

Bedeutung haben; ihm liegt vor allem daran, überhaupt eine Entschädigung zu erhalten, sei es auf diesem oder jenem Wege. Muß aber eine Entschädigung gezahlt werden, so ist nach unseren Erfahrungen unbedingt der einmaligen Kapitalabfindung der Vorzug zu geben. Übrigens habe ich nach meinen Beobachtungen den Eindruck, daß den meisten Unfallpatienten eine Dauerrente zunächst weit erstrebenswerter erscheint als eine einmalige Abfindung, weil sie nur ungern auf weitere Ansprüche an den Haftpflichtigen verzichten. Sie wünschen eben für alle Zeit jeder Sorge um ihre Existenz enthoben zu sein und hegen die vielfach fast zur fixen Idee gewordene Anschauung, jeder noch so unbedeutende Unfall verleihe ein Anrecht auf lebenslängliche Versorgung.

Leider ist die Möglichkeit der Abfindung erheblich eingeengt durch die Fassung des früher zitierten § 843,3 B. G. B., der in seiner jetzigen Form die Kapitalabfindung von einem Antrage des Verletzten und davon abhängig macht, daß ein wichtiger Grund für die Abfindung vorliegt. Der Haftpflichtige kann also eine Abfindung gegen den Willen des Verletzten nicht eintreten lassen. Zweifellos sind hierdurch manche Mißstände bedingt, die immer wieder bei jedem Entschädigungsverfahren sich geltend machen, so vor allem die maßlosen Ansprüche bei Kapitalisierung einer Rente, weil die Verletzten meist der irrigen Meinung sind, es müsse ihnen ein Kapital gezahlt werden, das noch eine auskömmliche Rente abwerfe. Daß es bei solchen Voraussetzungen häufig zu Prozessen kommen muß oder die Patienten lieber bei dem für sie geradezu schädlichen Rentenverfahren beharren, liegt auf der Hand. Eine Änderung der gesetzlichen Bestimmungen wäre unbedingt erforderlich. Es sollte die Möglichkeit gegeben werden, nervöse Unfallpatienten mit gesicherter Diagnose auf Grund sorgfältiger ärztlicher Gutachten auch gegen ihren Willen einmalig abzufinden. Einstweilen kann bei gerichtlichem Austrag im Weigerungsfalle dadurch ein gewisser Ersatz für die Abfindung geschaffen werden, daß der Entschädigungspflichtige, wie es zuweilen auch schon geschieht, nur zu einer fallenden, zeitlich auf wenige Jahre begrenzten Rentenzahlung verurteilt wird. Zweifellos würde dieser als Notbehelf anzusehende Modus den tatsächlichen Verhältnissen besser Rechnung tragen als eine Dauerrente, die sowohl für das gesundheitliche wie soziale Wohl des Verletzten in der Regel nur von Schaden ist.

Die Berufsgenossenschaften haben von dem Abfindungsverfahren bisher im allgemeinen wenig Gebrauch gemacht. Ob die nach § 616 der R. V. O. bis zu 20 % statt bisher 15 % Rentenhöhe ermöglichte Abfindung häufiger zur Anwendung kommt, muß abgewartet werden. Die Verhältnisse liegen bei der staatlichen Arbeiterversicherung anders als bei den Entschädigungspflichtigen, die nach Maßgabe des B. G. B. und des Reichshaftpflichtgesetzes entschädigen, nicht nur hinsichtlich der gesetzlichen Bestimmungen, sondern auch hinsichtlich des meist ganz andersartigen Menschenmateriales. Auch die Art der Verletzung ist vielfach eine andere. So kommen in gewerblichen Betrieben, besonders der Eisenindustrie, relativ häufig schwere Kopfverletzungen mit Schädelbrüchen und nachweisbaren organischen Störungen vor, während andererseits, ebenfalls abweichend von den Eisenbahnunfällen, die psychischen Faktoren (wie Schreckwirkung) bei den gewerblichen Betriebsunfällen primär meist nur von untergeordneter Bedeutung sind. Man kann deshalb die Erfahrungen des vorliegenden Materials nicht ohne weiteres auf die staatliche Unfallversicherung übertragen, wenngleich anzunehmen ist, daß auch hier die Abfindung im allgemeinen erheblich bessere Resultate zeitigen wird als das Rentenverfahren. Zur Klärung dieser Frage werden noch genauere Untersuchungen erforderlich sein.

Dem Überhandnehmen von Kapitalabfindungsneurosen dürfte übrigens dadurch bis zu einem gewissen Grade begegnet werden können, daß man, gestützt auf die Tatsache des relativ raschen Abklingens nervöser Unfallfolgen im Falle der Abfindung, dementsprechend mit kleineren Summen entschädigt, als es früher bei der Ungewißheit des weiteren Verlaufes geschehen konnte. Der Gedanke, sich durch einen an Sorge und Aufregungen reichen Entschädigungskampf ein Kapital zu erwerben, dürfte dann keine allzugroße Anziehungskraft mehr haben. Dazu ist aber erforderlich, daß der sowohl in Laien- als auch oft noch in Ärztekreisen vorhandenen Vorstellung von der Unheilbarkeit nervöser Unfallfolgen entgegengetreten wird und daß, wie nochmals betont sein mag, nervöse Unfallpatienten von vornherein über die im allgemeinen durchaus günstige Natur ihres Leidens aufgeklärt und ihre zwar erklärlichen, aber meist übertriebenen Befürchtungen zerstreut werden sowie ihren Begehrungsvorstellungen unter nachdrücklichem Hinweis auf die nur vorübergehende Schädigung begegnet wird.

Als Maßstab für die Höhe der Abfindung wählt man am zweckmäßigsten eine durchschnittliche Erwerbsbeschränkung für eine Reihe von Jahren, ausgehend von dem Gesichtspunkte, daß die für die ersten Wochen oder Monate meist bestehende völlige Erwerbsunfähigkeit nach und nach sich bessert, auf 75, 50, 25 % sinkt und schließlich völlige Wiederherstellung im sozialen Sinne eintritt. Die als Grundlage anzunehmende Dauer richtet sich natürlich nach dem speziellen Fall. Handelt es sich um unkomplizierte Fälle, bestehen insbesondere keine Herz- und Gefäßleiden, kein Alkoholismus, keine hereditäre Belastung, sind die sonstigen individuellen und sozialen Verhältnisse günstig und liegt der Unfall zur Zeit der für die Abfindung maßgebenden Begutachtung nicht zu lange zurück, so schwankt je nach Art der Erkrankung (Schreckneurose, Kommotionsneurose usw.), die etwa auf 33⅓ % anzunehmende durchschnittliche Erwerbsbeschränkung zwischen 2—4 Jahren, vom Tage der Begutachtung an gerechnet. Für die seit dem Unfall schon verflossene Zeit wird der bis dahin entstandene Schaden leicht zu ermitteln und besonders in Rechnung zu ziehen sein.

Neuerdings haben die Gerichte vereinzelt bei Festsetzung einer fallenden, zeitlich begrenzten Rente einen Standpunkt eingenommen, der vorstehender Schätzung sich in etwa nähert. So hat z. B. ein mir vorliegendes Urteil des Königl. Landgerichts zu E. vom 23. 10. 1911 bei einem nach einem Eisenbahnunfall an Schreckneurose erkrankten 31 jährigen, bis dahin völlig gesunden Manne die Erwerbsbeschränkung veranschlagt auf

100 % für die beiden ersten Jahre,
66⅔ % „ das dritte Jahr,
50 % „ „ vierte und fünfte Jahr.

Wenn auch gegenüber den meisten bisherigen Gerichtsentscheidungen die vorerwähnte den tatsächlichen Verhältnissen noch am ehesten Rechnung trägt und daher einen erheblichen Fortschritt bedeutet, so geht doch auch sie noch über den nach unseren katamnestischen Untersuchungen angemessenen Satz nicht unwesentlich hinaus, zumal wenn man berücksichtigt, daß es sich im vorliegenden um einen völlig unkomplizierten Fall handelte. Wie unsicher aber immer noch die Rechtsprechung in derartigen Fällen ist, erhellt daraus, daß das schon recht weitgehende Urteil von der 2. Instanz, dem Oberlandesgericht zu D., abgeändert und dem jetzt erst 31 jährigen Patienten eine Rente bis zum 65. Lebensjahre — also noch für 34 Jahre! — zugesprochen wurde bei Annahme einer Erwerbsbeschränkung von 100 % für 2 Jahre, 66⅔ % für das dritte, 50 % für das 4. und 5. Jahr und 33⅓ % von da an dauernd bis zum Ablauf des 65. Lebensjahres. In der Begründung heißt es u. a.: „Was dagegen die Zuerkennung der Rente auf die Dauer von nur 5 Jahren betrifft, so kann dem Vorderrichter nicht zugestimmt werden. Allerdings stellen die Gutachter durchweg dem Kläger eine Besserung seines Leidens in Aussicht, wenn er erst einmal den Prozeß hinter sich und seine Arbeit wieder aufgenommen haben wird. Prof. Dr. H ... nimmt sogar an, daß die Beschwerden des Klägers nach einiger Zeit verschwinden werden. Auch Prof. Dr. M. . . . hält es durchaus für möglich, daß der Kläger nach Beendigung des Prozesses allmählich psychisch sich festigt und seine Beschwerden zurückdrängt. Er glaubt sogar davor warnen zu müssen, dem Kläger eine fortlaufende Rente zu bewilligen. Gleichwohl bieten doch die Gutachten keinerlei Anhaltspunkte für die Annahme, daß nun die Heilung und völlige Erwerbsfähigkeit des Klägers mit Ablauf von 5 Jahren nach dem Unfall eingetreten sein wird. Überhaupt läßt sich kein bestimmter Zeitpunkt hierfür auch nur mit irgend welcher Wahrscheinlichkeit, geschweige denn mit Sicherheit festsetzen. Deshalb erscheint es, zumal die Möglichkeit einer Abänderung dieser Entscheidung nicht ausgeschlossen ist (§ 323 Z. Pr. O.) richtiger zu sein, auch für die Zeit vom 1. Juli 1915 ab noch eine Verminderung der Erwerbsfähigkeit des Klägers, aber mit Rücksicht auf die nach dem Gutachten des Sachverständigen bis dahin mit Sicherheit zu erwartende erhebliche Besserung der Gesundheit des Klägers nur um ein Drittel, anzunehmen. Mit dem vollendeten 65. Lebensjahre des Klägers hört aber jedenfalls sein Rentenanspruch auf, weil er in diesem Alter nach dem regelmäßigen Verlauf der Dinge seinen Beruf als Reisender doch nicht mehr hätte ausüben können.“ Das Reichsgericht hat demgegenüber dem Revisionsantrage stattgegeben und vorstehendes Urteil aufgehoben. Schon früher hat es in einem ganz ähnlichen Falle (VI 401/08, Urt. v. 27./9. 09) ausgeführt, daß sich der Verlauf einer Krankheit niemals mit völliger Sicherheit voraussagen lasse und daß sich deshalb der Richter bei seiner Entscheidung darauf stützen müsse, was nach der allgemeinen Erfahrung einzutreten pflegt. Vom ärztlichen Standpunkte aus kann man dieser Anschauung nur beipflichten, da ja unser ganzes Handeln, vor allem die Beurteilung eines Krankheitszustandes, nach empirischen Gesichtspunkten sich richtet. Wenn aber auch bei der Unzulänglichkeit alles menschlichen Ermessens eine absolute Gewißheit niemals gegeben werden kann, so läßt sich doch auf Grund der gewonnenen Erfahrungstatsachen hinsichtlich der nervösen Erkrankungen nach Eisenbahnunfällen behaupten, daß sie, zumal bei fehlender Komplikation nach erfolgter einmaliger Kapitalabfindung nicht nur mit Wahrscheinlichkeit, sondern sogar mit an Sicherheit grenzender Wahrscheinlichkeit innerhalb weniger Jahre abklingen.

Bestehen Komplikationen der früher genannten Art oder handelt es sich um einen veralteten Fall (etwa über 2 Jahre) mit schon stark eingewurzelten hypochondrisch-querulatorischen Erscheinungen, so ist, wie gezeigt, die Prognose im allgemeinen etwas ungünstiger. Man wird daher in solchen Fällen, um allen Eventualitäten gerecht zu werden, eine länger andauernde durchschnittliche Erwerbsbeschränkung annehmen müssen, im allgemeinen je nach den vorliegenden nervösen Störungen zwischen 4 und 6 Jahren. Nur in ganz vereinzelten Fällen, wohl nur bei gleichzeitiger erheblicher Verschlimmerung sonstiger Leiden (Arteriosklerose, Herzleiden usw.) infolge des Unfalls wird man über diese Schätzung hinausgehen müssen. In Fällen letztgenannter Art kann es zuweilen fraglich erscheinen, ob nicht doch das Rentenverfahren in Anwendung zu bringen ist, da die Prognose der begleitenden Erkrankung mitunter nur mit viel geringerer Sicherheit gestellt werden kann als die der nervösen Erscheinungen und es für den ärztlichen Gutachter selbstverständlich oberster Grundsatz sein muß, dem Zustande des Patienten in weitgehendstem Maße gerecht zu werden und in irgendwie zweifelhaften Fällen eher zu weit- als zu engherzig zu sein. Für das Rentenverfahren kommen weiterhin noch solche Fälle in Betracht, bei denen ein posttraumatisches progressives organisches Nervenleiden, nach den vorhandenen Symptomen zu schließen, im Bereiche der Möglichkeit liegt. In einem derartigen Falle wird man mit der Abfindung warten, um die etwaige Weiterentwicklung der suspekten Symptome zu beobachten.

Laquer[36] hat, um die Folgen von diagnostischen Irrtümern möglichst einzuschränken, neuerdings den Vorschlag gemacht, daß „bei Unfallsneurosen etwa 5 Jahre lang nicht zu kleine Teilrenten zum Zwecke der Schonung gezahlt werden. Dann aber ist der Anspruch durch einmalige Kapitalabfindung schnell und endgültig zu erledigen.“ Eine derartige Verquickung von Rentenverfahren und Kapitalabfindung als allgemeinen Entschädigungsmodus halten wir nach unseren Erfahrungen für einen sehr wenig glücklichen Gedanken. Seine Akzeptierung würde zweifellos den Wert des ganzen Abfindungsverfahrens illusorisch machen. Wollte man regelmäßig in jedem Falle zunächst 5 Jahre Rente zahlen — und ein einmal eingeleitetes Rentenverfahren würde vor dieser Zeit wohl schwerlich seinen Abschluß finden —, so würde damit u. E. keiner Partei gedient, den Patienten aber eher geschadet als genützt werden; denn daß ein mehrjähriger Rentenbezug nur dazu beiträgt, die nervösen Beschwerden zu fixieren und den therapeutischen Wert einer später noch erfolgenden Abfindung zu beinträchtigen, geht aus dem vorliegenden Material zur Genüge hervor. Auch sind höhere Teilrenten für eine Reihe von Jahren im allgemeinen nicht gerechtfertigt, abgesehen davon, daß die Patienten bei längerem Bezug einer hohen, einigermaßen auskömmlichen Rente nur sehr schwer sich zur Wiederaufnahme einer Tätigkeit entschließen und unter diesen Umständen der erzieherische und heilsame Einfluß der Arbeit überhaupt nicht wirksam wird. Uns erscheint daher der Laquer'sche Vorschlag als ganz unannehmbar, zumal bei einem Teil der Fälle, z. B. bei den rein psychisch entstandenen Schreckneurosen, schwerwiegende diagnostische Irrtümer eigentlich völlig ausgeschlossen sind. Ein gewisses Risiko ist selbstverständlich mit jeder Kapitalabfindung verbunden, aber, wohl bemerkt, nicht nur für den Patienten, sondern auch für den Entschädigungspflichtigen, der nachher oft genug zu seinem Bedauern einsehen muß, daß die von ihm gezahlte Entschädigung den vermuteten Schaden um ein Vielfaches übertrifft. Jedenfalls dürfte, selbst wenn in einem gewiß recht seltenen Falle wirklich einmal ein Patient infolge eines gröberen diagnostischen Irrtums zu Schaden kommen sollte, hierdurch die möglichst baldige Kapitalabfindung mit Rücksicht auf ihren hohen therapeutischen und sozialen Wert für die Allgemeinheit der Fälle nicht diskreditiert werden können.

Daß in sämtlichen Fällen sorgsamste Untersuchung mit allen dem Arzte zu Gebote stehenden Hilfsmitteln erforderlich und eine längere Anstaltsbeobachtung zur Klarstellung oft ganz unerläßlich ist, wurde bereits betont. Außerdem empfiehlt es sich, in schwieriger liegenden Fällen dem weiteren Laquer'schen Vorschlage Folge zu leisten: „die letzte Untersuchung und Entscheidung durch ein mehrgliedriges ärztliches Schiedsgericht vornehmen zu lassen, dem mindestens einer der behandelnden Ärzte des Verletzten angehören muß.“ Erscheint auf diese Weise alles getan, um etwaige Fehldiagnosen möglichst auszuschließen, so kann man dem Patienten nur raten, das Risiko einer Abfindung auf sich zu nehmen. Je rascher die Abfindung, desto günstiger die Prognose, denn damit werden die oft so deletären sekundären Einflüsse zum großen Teil von vornherein ausgeschaltet. Wenn manche Patienten eine Abfindung verweigern, weil sie sich krank und elend fühlen und eine Besserung für ausgeschlossen erachten, so mag dies in ihrer begreiflichen Unkenntnis oder falschen Anschauung über derartige Erkrankungen begründet sein. Erhalten solche Patienten eine Rente, so ist nahezu mit Sicherheit anzunehmen, daß sich ihr Leiden über lange Jahre hin erstrecken wird. Sie selbst glauben aber alsdann, daß das Fortbestehen ihrer Beschwerden eine Bestätigung ihrer früheren Befürchtungen sei, und auch der Arzt ist häufig geneigt, angesichts eines derartigen, unverändert bleibenden Falles die Prognose der nervösen Unfallfolgen überhaupt in einem weniger günstigen Lichte anzusehen. Demgegenüber muß nach den Ergebnissen unserer Darlegung daran festgehalten werden, daß in erster Linie das Rentenverfahren an sich wegen der damit unauflöslich verbundenen mannigfachen psychischen Alterationen die Schuld an dem ungünstigen Verlaufe trägt, falls nicht sonstige schwerwiegende Umstände (organische Komplikationen usw.) in Betracht kommen.

Die Kapitalabfindung ist zwar kein Allheilmittel in dem Sinne, daß sie die Beschwerden jedesmal wie mit einem Schlage beseitigt, aber sie trägt unstreitig dazu bei, den Krankheitsverlauf ganz erheblich abzukürzen, da durch den Wegfall mannigfacher sekundärer Einflüsse dem natürlichen Heilungsverlauf die Bahn freigegeben ist. Die Prognose der einzelnen primären Unfallneurosen, der nervösen Störungen nach Schreck, Kopfkontusion, sonstigen lokalen Traumen und allgemeiner Erschütterung ist aber, zumal beim Fehlen komplizierender Momente, eine durchaus günstige, wenn auch je nach der Ätiologie die Ausheilung eine verschieden lange Dauer in Anspruch nimmt.

Leitsätze und tabellarische Übersicht.

Die Aufnahme nachfolgender Tabellen erschien notwendig, um an einer größeren Zahl von Fällen den Verlauf veranschaulichen zu können. Auch dürfte der Einfluß der ätiologischen Momente auf das sich entwickelnde Krankheitsbild aus einer derartigen Übersicht bei Vergleich der verschiedenen Gruppen deutlich erkennbar sein. Allerdings muß berücksichtigt werden, wie ich nochmals betonen möchte, daß man bezüglich der Art und Weise des Unfalls in erster Linie auf die oft ungenauen und sich widersprechenden subjektiven Angaben der Patienten angewiesen ist. Mancher scheinbare Widerspruch dürfte hierauf zurückzuführen sein. Die große Mehrzahl der Fälle läßt aber jedenfalls in ihren Grundzügen die prinzipielle Verschiedenheit der Schreckneurosen, Kommotionsneurosen usw. klar hervortreten, wenn auch die einzelnen Symptomenkomplexe mitunter nur rudimentäre Ausbildung zeigen.

Bezüglich der einzelnen Krankheitstypen lassen eich folgende Leitsätze aufstellen:

Bei den Schreckneurosen findet sich neben starker psychischer Alteration vor allem eine auffallende Beteiligung des vegetativen Nervensystems in seinen verschiedenen Verbreitungsbezirken, wozu besonders bei Disponierten noch auffallend häufig typisch hysterische Erscheinungen hinzutreten. Im ganzen kann man die Schreckneurosen als rein psychisch-emotionelle Störungen auffassen.

Bei den Kommotionsneurosen i. w. S. stehen im Vordergrunde der Erkrankung mannigfache Störungen von Seiten des Kopfes, die vielfach rein funktioneller Natur sind, sehr häufig aber auf feineren oder gröberen materiellen Veränderungen beruhen dürften. Nicht in diese Gruppe gerechnet haben wir die schweren Formen mit Schädelbrüchen oder sonstigen nachweisbaren organischen Erscheinungen.

Bei den Neurosen nach sonstigen lokalen Traumen kommt es vielfach zur örtlichen Fixation und Isolierung der nervösen Störung („lokale Neurose“); mit besonderer Vorliebe scheinen sich aber nach lokalen Traumen ausgesprochene Rentenkampf-d. h. sekundäre Neurosen mit typisch hypochondrisch-querulatorischer Färbung auszubilden, jedenfalls etwas häufiger als dies bei den Schreck- und Kommotionsneurosen der Fall ist.

Die Neurosen nach allgemeiner Erschütterung weisen meist typisch neurastheniforme Erscheinungen auf, stellen im übrigen aber eine etwas unbestimmte Krankheitsgruppe dar; auch sie neigen zu frühzeitiger sekundärer Veränderung.

Bei kombinierter Einwirkung ist die Gestaltung der Krankheitsbilder eine sehr variable. Häufig gewinnt ein bestimmtes ätiologisches Moment die Oberhand und verleiht dem gesamten Krankheitsbilde jeweils sein charakteristisches Gepräge.

Hinsichtlich des Verlaufs und der Begutachtung gelten nach dem früher Dargelegten folgende Normen:

1. Die nervösen Störungen nach Unfällen, speziell nach Eisenbahnunfällen, sind prinzipiell heilbare Erkrankungen. Im Einzelfalle ist jedoch die Prognose wesentlich abhängig von der Art des Entschädigungsverfahrens.

2. Das Verfahren der Wahl ist unbedingt die baldige, einmalige Kapitalabfindung, da sie in medizinischer wie sozialer Hinsicht selbst in schwereren Fällen gute Resultate ergibt. Rentengewährung sollte nur eine seltene, auf zweifelhafte Fälle beschränkte Ausnahme bilden.

3. Die erstmalige Untersuchung ist möglichst bald und eingehend vorzunehmen; von großem Wert ist völlige Klarstellung der Anamnese. In schwierigeren Fällen empfiehlt sich Anstaltsbeobachtung. Das beste Heilmittel ist allmähliche Wiederaufnahme der Arbeit. Ärztliche Maßnahmen, Kuraufenthalte usw. bringen nur in besonders geeigneten Fällen bleibenden Erfolg; in den übrigen Fällen sind, zumal bei nachweisbaren Simulationsversuchen, Wiederholungen ausgedehnter Heilverfahren meist zwecklos.

4. In relativ frischen abzufindenden Fällen

ist bei fehlender Komplikation im allgemeinen eine durchschnittliche Erwerbsbeschränkung von etwa $33^1/_3$ % für 2—4 Jahre anzunehmen, vom Tage der Schlußbegutachtung an gerechnet, bei vorhandener Komplikation (Herz- und Gefäßleiden, Alkoholismus, hereditäre Belastung usw.) und in veralteten Fällen (etwa über 2 Jahre) eine solche von 4—6 Jahren in gleicher Höhe. Nur ausnahmsweise, insbesondere bei gleichzeitiger erheblicher Verschlimmerung sonstiger Leiden, braucht diese Schätzung überschritten zu werden. Im Einzelfalle richtet sich die Prognose nach der Art der speziellen nervösen Störung (Schreckneurose, Kommotionsneurose usw.), ihrer mehr oder weniger weit vorgeschrittenen sekundären Modifikation und den begleitenden Umständen (Disposition, Alter, Individualität usw.).

5. Länger dauernde Rentengewährung trägt nur dazu bei, die nervösen Beschwerden zu fixieren und den Wert einer später noch erfolgenden Abfindung zu beeinträchtigen — daher möglichst frühzeitige Abfindung.

6. In schwieriger liegenden Fällen empfiehlt sich vor definitiver Abfindung Begutachtung durch eine Ärztekommission, der mindestens einer der behandelnden Ärzte angehören muß (s. Laquer).

7. Gesetzlich sollte die Möglichkeit geschaffen werden, nervöse Unfallpatienten auch wider ihren Willen einmalig abzufinden.

Die Höhe der Erwerbsbeschränkung ist in nachstehenden Tabellen angegeben für die ersten Wochen nach dem Unfall („anfangs"), sowie für den Termin, an dem das Entschädigungsverfahren, sei es durch Abfindung oder durch Rentenfestsetzung, zur Regelung kam („zuletzt"). Der Ausdruck Heilverfahren bezieht sich nur auf Sanatoriumsbehandlung oder Kuren, zu denen eine außergewöhnliche Aufwendung erforderlich war.

Nr.	Personalien: soziale Stellung	Personalien: Alter Jahre	*Vorgeschichte*	Unfall: Jahr	Unfall: Gelegenheitsursache	Unfall: Trauma	Krankheitsbild: subjektiv	Krankheitsbild: objektiv	Entschäd.-verfahren: Rente	Entschäd.-verfahren: Abfindg. ℳ	Erwerbsbeschränkung: anfangs %	Erwerbsbeschränkung: zuletzt %	Auskunft: Behörde:	Auskunft: Arzt:
1	Baumeistersfrau	30	Lues.	1906	Zugentgleisung	Heftig. Schreck	Allg. Schreckhaft., Erregbarkeit, Herzklopf., Kopfschmerz, Schwächeanfälle, Lähmungsgefühl der linken Seite, Schlaflosigkeit.	L. Hemianästhesie, Pulsbeschleunigung, Erhöhung der Sehnenreflexe	— Heilverfahren.	1910: 2500	?	?	Nov. 1911: „sehr zart u. schonungsbedürftig" — unverändert (?)	—
2	Weinhändler 3000 ℳ Eink.	55	Arteriosklerose, Alkoholismus. Voll erwerbsfähig.	1906 (1. Unfall)	,,	,,	Aufgeregtheit, Angst, Schlaflosigkeit, Herzklopfen, stark. Schwitzen, Kribbeln, sexuelle Impotenz, abwechselndes Hitze- und Kältegefühl, Stiche i. Kopf — später hypochondrische Verstimmung.	Zittern d. Hände, Pulsbeschleunigung, partielle Hypalgesie.	— Heilverfahren	1907: 21400	100	Besserung	Juli 1908: „*fast ganz wiederhergestellt*" (eigene Angabe). Dez. 1911: anscheinend gesund, ohne Behandlung, *voll erwerbsfähig.*	Dez. 1911: Nicht mehr behandelt.
				1908 (2. U.)	,,	,,	Angebliche *Verschlimmerung.*	—	abgelehnt.	—	—	—		
3	Reisender 4000 ℳ Eink.	29	Angebl. gesund, Voll erwerbsfähig.	1906	,,	,,	Aufregungszustände, Schlaflosigkeit, Kopfschm., innere Unruhe, Erregbarkeit, Herzklopfen, trübe Stimmung.	Pulsbeschleunigung, erhöhte Sehnenreflexe.	—	1907: 5000	„teilweise"	„vermindert leistgsfäh."	Dez. 1911: ansch. gesund *voll erwerbsfähig.*	—

4	Reisender 5000 ℳ Eink.	26	,,	1906	,,	,,	Erregtheit, Angst, innere Unruhe, Schlaflosigkeit, Arbeitsunlust, Schwindelanfälle, Appetitlosigkeit.	Pulsbeschleunigung, erhöhte Sehnenreflexe	—	1906: 3000	100	„beschr. erw.-fähig“	Dez. 1911: ansch. gesund ohne Behandlung, *voll erwerbsfähig*.	Jan. 1912: *Heilung*.
5	Reisender 6000 ℳ Eink.	38	,,	1906	,,	,,	Erregbarkeit, Schlafl., schreckhafte Träume, Herzbeklemmung, Herzklopfen.	Puls beschleunigt und unregelmäßig.	— Heilverfahren.	1906: 3370	„mäßig“	25—$33^1/_3$	Dez. 1911: Wie oben.	Dez. 1912: *Heilung* nach einigen Monaten
6	Kaufmann 5000 ℳ Eink.	41	1898 Kopftrauma u. Bekkenbrch. 60000 ℳ Entschädigung, nach 2 b. 3 J. geh.	1906	,,	,,	Nerv. Erregbarkeit, Schlaflosigk., Herzbeschwerden, Angst, Beklemmung, Kopfschm., Schwindelgefühl	Puls beschleunigt und unregelmäßig.	—	1907: 1000	mäßig	0	—	Jan. 1912: *Heilung* seit 3 Jahren. Vor $^1/_2$ J. neuer Unfall: Fußverletzung, „erneuter Rentenkampf“.
7	Fabrikant 6500 ℳ Eink.	54	Mitralinsuffizienz, aber arbeitsfähig.	1906	,,	,,	Angst, Aufgeregtheit, Reizbarkeit, Schlaflos., Herzbeschwerden, Kopfdruck.	Zittern d. Hände, Kopfröte b. Bücken, lebh. Reflexe, Herzstörungen.	— Heilverfahren	1906: 4800	50	15—20 für 1—$1^1/_2$ J.	Dez. 1911: „noch nervenleidend“ — *unverändert*.	—

Nr.	*Personalien*		*Vorgeschichte*	*Unfall*			*Krankheitsbild*		*Entschäd.-verfahren*		*Erwerbsbeschränkung*		*Auskunft*	
	soziale Stellung	Alter Jahre		Jahr	Gelegenheitsursache	Trauma	subjektiv	objektiv	Rente	Abfindg. ℳ	anfangs %	zuletzt %	Behörde:	Arzt:
8	Kaufmann 7000 ℳ Eink.	33	Neurasthenie, doch regelmäß. tätig.	1907	Zugentgleisung	Heftig. Schreck	Ständ. Aufregung, Überreiztheit, Schlaflosigkeit, Schwindel, Herzklopfen.	Erregte Herzaktion, Reflexerhöhung.	1907 b. 1908	1908: 22000	100	$66^2/_3$	—	Okt. 1911: *Besserung* mäßigen Grades. Noch Herzklpf., Reizbarkeit, Intoleranz geg. Alkohol u. Nikot.
9	Gouvernante 300 ℳ Eink. u. Pension.	26	„Melanchol. Depression" Blutarmut, ab. meist arbeitsfäh.	1907	„	„	Zwangsvorstellungen, Angstzustände, Todesfurcht, Schlafl., Herzklopfen, Zittern, Mag.-Darmstörungen. Neuralgische Schmerzen.	Reflexerhöhung Dermographie, Pulsbeschleunigung, Degenerationszeichen. Depression.	1907 b. 1909; Heilverfahren	1909: 16000	100	50 für 7 J.	—	Okt. 1911: erhebl. *Besserung*, voll arbeitsfähig, verheiratet. „Nur noch ganz selten Angstgefühle."
10	Näherin 900 ℳ Eink.	?	Schwächlich, blutarm, ab. arbeitsfähig.	1907	„	„	Verwirrtheit, soporöser Zustand, Ohnmachtsanfälle, krampfartige Zuckungen, Schreckh., Schlaflos., Herzklopf., Depression.	Lebh. Reflexe, Zittern, hyster. Anfälle, Romberg, Pulslabilität.	—	1908: 850	100	20	Dez. 1911: ohne Behdlg., *voll arbeitsfähig.*	

11	Kommissarsfrau	34	Schwächlich, blutarm; Hausarbeit.	1908	,,	,,	Verwirrtheit, Verfolgungsideen, Schmerzen im ganzen Körper, weinerlich, aufgeregt, Appetitlosigkeit.	Kataleptische Anfälle, Hemianästhesie, druckempfindl. Zonen, Pulsbeschleunigung.	—	1909: 7000	100	100	Dez. 1911: *Besserung*, ab. noch nicht voll arbeitsfähig.	Dez. 1911: *Besserung* seit 1 Jahr. Noch Zwangsideen, Schlafl., Herzklopf., katalept. Zustände, Gefühlsstörungen.
12	Kaufmannsfrau	33	Vor 3 J. Unfall — keine Ansprüche. Sonst gesund.	1908	,,	,,	Erregung, Angst, Unruhe, Schlafl., Apathie, Schreckhaft., Druck auf der Brust, Appetitlosigkeit, Menstruationsstörungen.	Pulsbeschleun., Kopfschütteln, Kopfröte, Reflexerhöhung, Zittern d. Hände u. Lider, Depression.	—	1908: 1500	100	„mäßig“	Dez. 1911: ansch. gesund, ohne Behdlg., *voll arbeitsfähig.*	—
13	Schneidermeister	?	Angebl. gesund, voll erwerbsfäh.	1911	,,	,,	Allgemeine Erregbarkeit, Herzbeklemmung	Pulsbeschleunigung.	—	1911: 94,50	100	0	—	Jan. 1912: *Heilung.*
14	Agent 3600 *M* Eink.	35	Alter Spitzenkatarrh.	1911	,,	,,	Angst, Unruhe, Herzklopfen, Magendruck, Müdigkeit, Schlaflosigkeit.	Pulsbeschleunigung u. Labilität, lok. Hyperästhesie, Reflexerhöhung.	— Heilverfahren	1911: 2400	100	50	Dez. 1911: ansch. gesund	Nov. 1911: *Heilung* seit Anfang Septbr. 1911
15	Wirtsfrau 2400 *M* Eink.	29	Blutarm aber arbeitsfähig.	1911	,,	,,	Angst, Weinerlichkeit, Erregung, Schlaflosigk. Kopfschmerz, Schwindel, Müdigkeit, Zukunftssorgen.	Lok. Hyperästhesie, Reflexerhöhg., Pulsbeschleun., Zittern v. Zunge, Händ. u. Augenlidern.	—	1911: 4000	100	100	Nov. 1911: noch leidend. Aussehen, doch wieder *voll arbeitsfähig.*	—

Nr.	Personalien: soziale Stellung	Alter Jahre	Vorgeschichte	Unfall: Jahr	Unfall: Gelegenheitsursache	Unfall: Trauma	Krankheitsbild: subjektiv	Krankheitsbild: objektiv	Entschäd.-verfahren: Rente	Entschäd.-verfahren: Abfindg. ℳ	Erwerbsbeschränkung: anfangs %	Erwerbsbeschränkung: zuletzt %	Auskunft: Behörde:	Auskunft: Arzt:
16	Kaufmann 18000 ℳ Eink.	?	Vor 2 J. Myocarditis, später ansch. gesund u. arbeitsfäh.	1911	Zugentgleisung	Heftig. Schreck	„Schüttelfrost“ mit Kopfschmerz, Abspannung, Angstgefühl, Rückenschmerzen.	Pulsbeschleunigung.	—	1911: 500	mäßig	0	—	Dez. 1911: *Heilung.*
17	Postschaffner	29	Angebl. gesund, voll erwerbsfäh.	1890	Zugzusammenstoß	Kopfkontusion	Kopfschmerz, Schwindel, Schlaflos., Gedächtnisschwäche	Diagn.: Gehirnerschütterung. obj. nihil.	Seit 1905: 924	—	100	100	Rentenempf. *unverändert.*	—
18	Holzhändler 5500 ℳ Einkom.	40	,,	1890	Kam inf. heft. Stoßes zu Fall	,,	Kopfschmerz, Schwindel, Schlaflosigkeit.	,, ,,	Prozeß Urteil: 4200 ℳ Rente bis 65. J., dann 3000 ℳ bis †.	—	100	$66^2/_3$	Rentenempf. Von 1909 an Rente auf 75% erhöht — angebl. *Verschlimmerung.*	(Alljährl. Nachuntersuchungen konnten keinerlei Besserung konstatieren.)
19	Schlosser 1500 ℳ Einkom.	25	,,	1897	Zugentgleisung	,,	Kopfschmerz, Druck, Schwindel, Ohrensausen, schl. Hören, Schwäche, Geräuschempfindl. — später starke Hypochondrie.	Sehenreflexerhöhung, Depression, Hörstörungen. Diagn. leichte Gehirnerschüttg.	1898 bis 1910	1911: 9500	100	25	März 1912: leidend, kaum arbeitsfähig.	März 1912: *Verschlimmerung.*

20	Offizier	23	,,	1897	,,	,,	Kopfschmerz, schlecht. Schlaf, Appetitlosigk., Reizbarkeit, Gedächtnisschwäche, Müdigkeit.	Lebh. Sehnenrefl., labil. Puls deprim. Eindruck.	—	1910: 35000	?	33 1/3	April 1912: anschein. gesund u. *arbeitsfähig.*	—
21	Arbeiter.	22	?	1899	Zusammenstoß.	,,	Kopfschmerz, Schwindel, Ohrensausen, Schwerhörigkeit, Doppelsehen.	Bewußtl., Blut aus Mund, Ohr u. Nase. Diagn.: Basisbruch u. Gehirnerschütterung.	Heilverf. V. 1900 ab steig. Rente (1000 bis 1800 *M*)	—	100	100	Rentenempf., *unverändert,* ohne Verdienst.	—
22	Bäckermeister 7500 *M* Eink.	41	Angebl. gesund, voll erwerbsf.	1899	,,	,,	Kopfschmerz, Schwindel, Ohrensausen, Gedächtnisschwäche, schl. Schlaf — später hypochondr. Verstimmung.	Diagn.: Gehirnerschütterung, Zittern d. Hände, lebh. Sehnenrefl. Depression.	Heilverf. V. 1900 ab 3500 *M* Rente b. 1910 gezahlt	1910: 21000	100	100	Während des Rentenbez. (1900—1910) *keine Besserung.*	—
23	Schaffnersfrau 500 *M* Eink. als Wäscherin.	?	Angebl. gesund, voll erwerbsfähig.	1901	Heftig. Ruck	,,	Kopfschm., Schwindel, Klopfempfindlichk. d. Schädels, Neuralgie d. l. n. supraorbit., schl. Sehen.	Beule am Kopf; sonst. obj. nihil.	Ratenzahlg. b. Ende 1901 — zus. 410 *M*	—	100	0	—	Febr. 1902: *voll erwerbsfähig.*
24	Bergmann 1500 *M* Eink.	30	?	1901	Zusammenstoß	,,	Reißen im Kopf, Schwindel, Kopfdruck, Flimmern, Seh- u. Hörstörung, Vergeßlichk., Schwäche; später hypochondr. Verstimmg.	Zitt. d. Hände, Gewichtsabnahme, Druckschm. der n. supraorbit., Depression. Beule am Kopf.	1912 bis ?	—	100	50	Rentenempfänger, auch Reichs- und Knappschftsinvalide.	März 1912 *unverändert.*

Nr.	Personalien: soziale Stellung	Personalien: Alter Jahre	Vorgeschichte	Unfall: Jahr	Unfall: Gelegenheitsursache	Unfall: Trauma	Krankheitsbild: subjektiv	Krankheitsbild: objektiv	Entschäd.-verfahren: Rente	Entschäd.-verfahren: Abfindg. ℳ	Erwerbsbeschränkung: anfangs %	Erwerbsbeschränkung: zuletzt %	Auskunft: Behörde:	Auskunft: Arzt:
25	Bergmann 1200 ℳ Eink.	25	?	1901	Zusammenstoß	Kopfkontusion	Kopfschmerz, Schwindel, Kopfdruck, Mattigkeit; später hypochondr. Verstimmung.	Lebh. Sehnenreflexe, Zittern d. Hände, Pulsbeschleunig., Depression.	1901 bis ?	—	100	50	Rentenempf., auch Knappschaftsinval. März 12: Vorüberg. tät. gew.	—
26	Kaufmannsfrau 2400 ℳ Eink.	62	Immer „leicht weinerlich".	1903	„	„	Kopfschmerz, Schwindel, Gedächtnisschwäche, hypochondr. Verstimmung.	Labiler Puls, Zitt. d. Hände, Depression. Diagnose: Gehirnerschütterung.	Heilverf. Prozeß Urteil: 2100 ℳ Jhsrte.	—	80	100	Okt. 1911: „sehr krank, liegt zu Bett" Nov. 1911 †.	—
27	Fuhrunternehmer 2000 ℳ Eink.	26	Angebl. gesund, voll erwerbsfähig.	1903	„	„	Beklommenheit im Kopf, Kopfschmerz, Schwindel, Vergeßlichkeit, Mattigkeit.	Lebh. Reflexe, labil. Puls, Depression. Beule am Kopf.	Heilverf. Vergl. 1904: fall. R. (1500 b. 800)	—	100	100	Rentenempfänger — *unverändert.*	—
28	Agent 3000 ℳ Eink.	49	„	1903	Fall auf d. Bahnsteig	„	Kopfschmerz, Flimm., Ermüdung; hypochdr. Verstimmung.	Zitt. d. Hände, Glykosurie; Beule am Kopf. Diagn.: Gehirnerschütterung.	Prozeß Vergl. 1904: Rt. v. 5040 ℳ b. z. 70. J.	—	100	75	Rentenempf., Besserung um 25% v. Reichsger. n. anerk., da prakt. nicht verwertbar.	Befund von 1906—1911 *unverändert.*

29	Fuhrmann. 1200 *M* Eink.	50	,,	1903	Zusammenstoß	,,	Kopfdruck, Schwindel, Seh- u. Hörstörung, Schlafl., Energielosigk. später hypochdr. Verstimmung.	Lebh. Reflexe, Zitt. d. Hände, Depression. Diagnose Gehirnerschütterung.	Heilverf. Prozeß Urteil: fall. R. (900 b. 150 *M*) b.z.70.J.	—	0	75	Rentenempf. fänger — *unverändert.* Seit 06 auch Reichsinval.	—
30	Händlerin. 2000 *M* Eink.	59	Nervös-hyster., doch arbeitsfäh.	1904	Fall beim Aussteigen.	,,	Kopfschm., Schwindel, Vergeßl., Zerstreutheit, Seh- u. Hörstörungen.	nihil.	— Heilverfahren	1908: 2600	0 d. 10	0	Dez. 1911: *Besserung,* wie vor dem Unfall.	—
31	Agent 4500 *M* Eink.	53	?	1904	Zusammenstoß	,,	Kopfschm., Schwindel, Ohrensausen, Hörstörung, Mattigkeit.	Blutandrang z. Kopf, Klopfempfind. Diagn. leicht. Erschütt.	— Heilverfahren.	1905: 15000	100	$33^1/_3$ b. 50	Dez. 1911: nach 1 J. *voll erwerbsfähig.*	1911 an Apoplexie †.
32	Zimmervermieterin. 1200 *M* Eink.	?	Angebl. gesund u. arbeitsfähig.	1904	,,	,,	Kopfschm., Schwindel, Gedächtnisschwäche.	Diagn.: Gehirnerschütterung.	Prozeß Vergl. 05: 125 *M* Monatsr.	—	75	75	Rentenempfänger — *unverändert.*	—
33	Kaufmann 3000 *M* Eink.	?	?	1905	,,	,,	Kopfschmerz, Hörstörung.	Leichte Hörstörung.	—	1905 173	100	0	Dez. 1911: *voll arbeitsfähig.*	—
34	Lehrerin 2600 *M* Eink.	54	1904 nach Fall 3 Woch. dienstunf.	1905	Zugentgleisung	,,	Kopfschm., Schwindel, Abgespanntheit.	Diagn.: Gehirnerschütterung.	—	1907: 700	‚bedeutend‘	‚mäßig‘	Dez. 1911: ansch. gesund ohne Behdlg., *voll dienstfäh.*	Jan. 1912: Nicht mehr behandelt.

Nr.	Personalien: soziale Stellung	Personalien: Alter Jahre	Vorgeschichte	Unfall: Jahr	Unfall: Gelegenheitsursache	Unfall: Trauma	Krankheitsbild: subjektiv	Krankheitsbild: objektiv	Entschäd.-verfahren: Rente	Entschäd.-verfahren: Abfindg. ℳ	Erwerbsbeschränkung: anfangs %	Erwerbsbeschränkung: zuletzt %	Auskunft: Behörde:	Auskunft: Arzt:
35	Schreiber 600 ℳ Eink.	19	Angebl. gesund u. voll erwerbsf.	1905	Zusammenstoß	Kopfkontusion	Kopfschmerz, Kopfdruck, Schwindel, Schlafl., Übelkeit.	Kopfwunde. Blutandrang z. Kopf.	—	1907: 13850	100	66²/₃	—	Dez. 1911: ansch. *gesund*, voll erwerbsfäh.
36	Sekretärsfrau	29	„	1906	Fall beim Aussteigen	„	Kopfschmerz, Schwindel, Schlafl., Schwäche, „Nervenzuckungen".	Zitt. d. Hände, lebh. Reflexe, Romberg.	— Heilverfahren	1907: 3500	100	noch erw-beschr.	Dez. 1911: *Heilung* (Ang. des Ehem.).	Dez. 1911: *Heilung* seit 1908
37	Kaufmann 9000 ℳ Eink.	39	„	1906	Zugentgleisung	„	Kopfschm., Schwindel, Gedächtnisschwäche, Schlaflos., Stiche im Kopf, Schwäche.	Zitt. d. Hände.	—	1907: 4500	100	„	Dez. 1911: ansch. gesund ohne Behdlg., *voll erwerbsfähig.*	Dez. 1911: Nicht mehr behandelt.
38	Kaufmann 6500 ℳ Eink.	32	Mehrmals kleine Unfälle.	1906	Zusammenstoß	„	Kopfschm., Schwindel, Gedächtnisschwäche, Sehstörg., Erregtheit, Schlafl., Verfärbung d. Finger.	Zittern, lebhafte Sehnenreflexe, Romberg, Lidflatt; „Rayn.-sche Krankh." Depression. Diagnose: G.-Ersch.	— Heilverfahren Prozeß	1910: 60500	100	50 für 5 J.	Dez. 1911: ansch. gesund ohne Behdlg., *voll erwerbsfähig.*	Febr. 1912: *Heilung.*
39	Arzt 10000 ℳ Eink.	41	Angebl. gesund u. voll erwerbsfähig.	1906	„	„	Kopfschm., Müdigkeit, Intoleranz gegen Alkohol.	Zittern, lebh. Sehnenreflexe, Druckempf. d. n. supraorb. Beule am Kopf.	—	1907: 9000	66¹/₃	15—20	März 1912: in *vollem Umfang* tätig wie vor dem Unfall.	—

40	Händlerin 2400 *M* Eink.	53	Mitralinsuffizienz.	1906	Zugentgleisung	,,	Kopfschm., Kopfdruck Schwindel, Appetitl., später hypochondrisch. Verstimmung.	Diagn.: leichte Gehirnerschütt. Gewichtsabnahme.	1906 bis ?	—	100	100	Rentenempfänger — *unverändert.*	—
41	Baumeister 30000 *M* Eink.	35	Angebl. gesund und voll erwerbsfähig	1907	,,	,,	Kopfschm., Schwindel, Schlafl., Sehstörg., Magendarmstörg., Herzbeschwerden.	Pulsbeschleunigung, Hypästhesie.	— Heilverfahren	1909: 103000	100	100	—	Jan. 1912: *Besserung,* mitunter noch aufgeregt, Magen-, Darm- u. Herzbeschw., Gefühls- u. Sehstörung.
42	Techniker	31	,,	1907	Zusammenstoß	,,	Kopfschm., Schwindel, Schlafl., Rückenschm., Aufgeregtheit.	Lebh. Sehnenreflexe, Zittern d. Hände, Pulsbeschleunigung. Blutende Beule.	— Heilverfahren	1910: 20000	„beschr. arb.-fäh"	100	Dez. 1911: Klagt noch ü. Kopfschmerz. *Tätigkeit* wied. „*voll und ganz ausgeübt.*"	Nov. 1911: Nicht mehr behandelt.
43	Gutsbesitzer	48	Manisch-depress. Erbl. Belastung	1907	Heftig. Ruck.	,,	Kopfschm., Kopfdruck Müdigkeit, Schlaflos., Zuckungen im Gesicht.	Diagn.: leichte Gehirnersch. Depression.	— Heilverfahren	1909: 1300	100	„teilweise."	Dez. 1911: *voll arbeitsfähig.*	Febr. 1912: wieder arbeitsfähig.
44	Bürgermeister	50	Lues.	1907	Zugentgleisung	,,	Kopfschm., Schwindel, Sausen u. Hämmern im Kopf, Seh- u. Hörstörung, Schwäche, Energielosigkeit.	Zitt. d. Hände, Pulsbeschleun., Depression.	— Heilverfahren	1910: 8000	100	,,	Jan. 1912: noch nervös, aber *voll arbeitsfähig*; o. Behandlung.	März 1912: *Besserung,* noch Kopfschmerzen Ohrensausen, Herzklopfen.

Nr.	Personalien: soziale Stellung	Personalien: Alter Jahre	*Vorgeschichte*	Unfall: Jahr	Unfall: Gelegenheitsursache	Unfall: Trauma	Krankheitsbild: subjektiv	Krankheitsbild: objektiv	Entschäd.-verfahren: Rente	Entschäd.-verfahren: Abfindg. ℳ	Erwerbsbeschränkung: anfangs %	Erwerbsbeschränkung: zuletzt %	Auskunft: Behörde:	Auskunft: Arzt:
45	Arbeiterin 500 ℳ Eink.	55	Angebl. gesund u. voll erwerbsfähig	1907	Zusammenstoß	Kopfkontusion	Kopfschm., Schwindel, Mattigkeit.	Nihil.	Heilverfahren Prozeß Urteil: fall. R. bis z. 65. J.	—	100	30	Rentenempfänger — *unverändert*.	Dez. 1911: sehr schlechter Zustand, nicht arbeitsfähig.
46	Dreher 2000 ℳ Eink.	49	Arteriosklerose, doch arbeitsfäh.	1908	Zugentgleisung	,,	Kopfdruck, Schwindel, Ohnmachtsanwandlung.	Zitt. d. Hände, Reflexerhöhung Romberg, Glykosurie.	— Heilverfahren	1909: 16000	100	100	—	Okt. 1911: *unverändert*, noch hoher Zuckergehalt; arbeitet nicht.
47	Anstreicherswitwe	?	Angebl. gesund, voll arb.-fähig.	1908	Zusammenstoß	,,	Kopfschm., Schwindel, Erregbarkeit.	Lebh. Sehnenreflexe. 2 kleine Kopfwunden.	—	1908: 125	100	„mäßig."	Dez. 1911: ansch. gesund *voll arbeitsfähig*.	Jan. 1912: Nicht mehr behandelt.
48	Disponent 4900 ℳ Eink.	?	Vor 8 J. Lues. Nachher ansch. gesund u. arbeitsfh.	1908	Zugentgleisung	,,	Kopfschm., Müdigkeit, Gedächtnisschwäche, Intoleranz geg. Alkohol und Nikotin.	Zitt. d. Hände.	—	1909: 2000	100	50	Dez. 1911: *voll arbeitsfähig*, ohne Behdlg.	Febr. 1912: *Heilung*, nur noch ger. Gedächtnisschwäche.

49	Haustochter o. B.	19	Angebl. gesund u. arbeitsfähig.	1908	,,	,,	Kopfschmerz, Ohnm.-anfälle, Schreckhaft.	Lebh. Sehnenreflexe.	—	1909: 350	?	unverändert	Dez. 1911: ansch. gesund *voll arbeitsfähig.*	März 1912: *Heilung.*
50	Bergmann 1650 ℳ Eink.	26	1901. Beinbruch	1908	Zusammenstoß	,,	Kopfschm., Schwindel, Müdigkeit, Hörstörung, später hypoch. Verstimmung.	Diagn. leichte Gehirnerschütt. Lebh. Reflexe, Zitt. d. Hände.	1909 bis ?	—	100	100	Rentenempfänger — *unverändert.* Auch Knappschaftsinval. März 1912: arbeitet nicht	März 1912: *unverändert.*
51	Kaufmann 17500 ℳ Eink.	38	Nephrit. aber arbeitsfähig	1909	,,	,,	Kopfschmerz, Schwindel, Denkunfähigkeit, Schlaflosigkeit.	Lebh. Sehnenreflexe, Druckempfindl. des Kopfes u. d. N. supraorbit., Pulsbeschleun.	—	1909: 5000	100	30—40 für 2 J.	Dez. 1911: ansch. gesund *voll arbeitsfähig.*	Febr. 1912: *Heilung*, 1 Jahr nach Abfindung
52	Bergmann 1600 ℳ Eink.	?	1903 Beinbruch	1909	Von der Lokomt. zu Boden geschleudert.	,,	Kopfschm., Schwindel, Seh- u. Hörstörungen, Mattigk., schl. Appetit; später hypoch. Verstimmung.	Kopfwunde. Diagn.: Gehirnerschütterung. Zitt. d. Hände, Pulsbeschleun.	1909 bis ?	—	100	100	Rentenempfänger — *unverändert.* Auch Knappschaftsinval. März 12: ohne Beschäftig.	März 1912: *unverändert.*
53	Kaufmannsfrau	50	Angebl. gesund, voll erwerbsfähig.	1910	Zusammenstoß	,,	Kopfschm., Schwindel, Gedächtnisschwäche, Seh- u. Hörstörung, Zerstreutheit, schlecht. Schlaf.	Klopfempfindl. des Kopfes, Pulsbeschleun.	—	1910: 4000	100	20	Dez. 1911: ansch. gesund *voll erwerbsfähig*, ohne Behandlung.	—

Nr.	Personalien: soziale Stellung	Personalien: Alter Jahre	Vorgeschichte	Unfall: Jahr	Unfall: Gelegenheitsursache	Unfall: Trauma	Krankheitsbild: subjektiv	Krankheitsbild: objektiv	Entschäd.-verfahren: Rente	Entschäd.-verfahren: Abfindg. ℳ	Erwerbsbeschränkung: anfangs %	Erwerbsbeschränkung: zuletzt %	Auskunft: Behörde:	Auskunft: Arzt:
54	Arbeiterin	19	,,	1910	Heftig. Ruck	Kopfkontusion	Kopfschm., Schwindel, Brechreiz, Herzkl.	Diagn.: Gehirnerschütterung.	—	1910: 200 ℳ 2 J. Vorbeh.	100	0	Dez. 1911: ansch. gesund o. B., *voll erwerbsfähig.*	Nov. 1911: *Heilung.*
55	Prokuristenfrau	?	Schwchl. Konstit. Hausarbeit.	1910	Von Balken getroffen	,,	Kopfschm., Schwindel, Flimmern, Vergeßlichkeit, Erregbark., Depression.	Beule a. Kopf. Druckschmerz.	—	1911: 800	100	10	Dez. 1911: schwächlich, kränkl., noch in Behandlg.	Okt. 1911: *Besserung,* Hausarbeit, zeitw. Kopfschm., Schwind.
56	Metzgermeister 2000 ℳ Eink.	?	Angebl. gesund, voll erw.-fähig.	1910	Von Wagentüre getroffen	,,	Kopfschmerz, Ohrensausen, Gedächtnisschwäche, Schlaflosigk. Reizbarkeit.	Beule a. Kopf. Sonst obj. nihil.	—	1911: 500	100	0	Nov. 1911: ansch. gesund o. B., *voll erwerbsfähig.*	Dez. 1911: Nicht mehr behandelt.
57	Fabrikmeistersfrau	26	Nervös, blutarm. Hausarbeit.	1910	Fall auf d. Bahnsteig.	,,	Kopfschm., Schwindel, Ohrensausen, Vergeßl., Angstgefühl.	Obj. nihil.	—	1911: 1500	100	mäßig	Nov. 1911: blaß, im Haushalt noch hilfsbedürftig.	Dez. 1911: *Besserung,* noch Schwindel, zeitweise Angst.
58	Händlerin 2000 ℳ Eink.	43	Nervös, asthmat. 1 Sohn geisteskrank.	1910	Zusammenstoß	,,	Kopfschm., Schwindel, Ohnmachtsanfälle.	Kopfwunde. Diagn.: Gehirnerschütterung.	—	1911: 1871	100	33 1/3	März 1911: kränkl., doch *wieder tätig* a. Hausiererin.	—

59	Beamtenfrau	?	Nervös, hochgr. blutarm, magenleidend.	1911	Zugentgleisung	,,	Kopfschm., Übelkeit, Gedankenschwäche, Schreckhaftigkeit.	Lebh. Sehnenreflexe, Romberg.	—	1911: 600	?	?	Dez. 1911: „noch recht nervös", in Behandlung, Hausarbeit.	Nov. 1911: ***Besserung***, noch leicht erregt; Romberg, Anämie, Magenerweiterung.
60	Arbeiter 1040 *M* Eink.	27	Angebl. gesund, voll erw.-fähig.	1893	,,	Kontus. d. l. Seite	Lokale Beschwerden fixiert; später hierzu psychische Veränderg.	Lokal nihil. Später l. Störg. d. Tastempfindung.	Heilverf. Prozeß Urteil (1898): 700 *M* Jhsrt.	—	100	80	Rentenempfänger — *unverändert.*	—
61	Schaffn. 1200 *M* Eink.	29	?	1897	Zusammenstoß	Kontusion der Brust	Lok. Beschwerd. kling. ab, aber Zittern, Herzklopfen, Schwindel, Schwäche.	Lokal nihil. Später psych. Depression.	Heilverf. Vergl. (1898): 1200 *M* Jhsrt.	—	100	100	Rentenempfänger — *unverändert*	—
62	Bergmann 1200 *M* Eink.	38	‚Lungenkatarrh' u. Rippfellentzündung	1901	Fall beim Einsteig.	Kontusion des Armes und der Brust	Lok. Beschw. fixiert; später hierzu Zittern, Herzklopfen, Schlafl.	Lokale Schwellung bald geschwund., dann Zitt. des Armes mit Hypalgesie. Katarrh verschlimmert?	1912 bis ?	—	100	20	Rentenempfänger — Knappsch.-invalide, R.-E. d. Landw. B.-G.	Nov. 1911: Katarrh *gebessert*; nerv. Beschwerden *unverändert.*
63	Holzhändler 7700 *M* Eink.	36	Früher schon 3 × Unfälle. Danach angebl. ges., voll erwerbsfähig.	1902	Fall beim Ausstg.	Konts. d. Schult. u. d. Beins.	Lok. Beschw. fixiert.	Lok. Schwellg. bald geschwd.	Heilvf. Prozeß 1902 —1907	1907: 30000	75	20	1911: Straß.-bahnunfall, Schreckwirk. noch unerled.	Okt. 1911: *Heilung.*
				1909	Fall auf d. Bahnsteig	Konts. d. r. Seite	Schulterbeschwerden fixiert.	Obj. nihil.	—	1909: 2000	50	10		

Nr.	Personalien: soziale Stellung	Personalien: Alter Jahre	Vorgeschichte	Unfall: Jahr	Unfall: Gelegenheitsursache	Unfall: Trauma	Krankheitsbild: subjektiv	Krankheitsbild: objektiv	Entschäd.-verfahren: Rente	Entschäd.-verfahren: Abfindg. ℳ	Erwerbsbeschränkung: anfangs %	Erwerbsbeschränkung: zuletzt %	Auskunft: Behörde:	Auskunft: Arzt:
64	Kaufmann	45	Nerv. Disposition, aber arbeitsfähig.	1903	Fall beim Ausstg.	Bruch d. r. Fußgelenkes	Lok. Beschw. fixiert; später hierzu Zittern, Energielosigkeit, Neigung zum Weinen.	Bewegungsbeschränkung im Fußgelenk; Zittern des Beines. Depression.	— Prozeß	1908: 40000	100	100	—	Nov. 1911: *unverändert,* arbeitsunfähig.
65	Fabrikantenfrau.	34	Nervosität, Migr.	1904	Hornhautverletzung durch Fremdkörper (Funke von der Lokomot.)		Hornhautgeschwür d. Operation geheilt; danach allg. Nervosität erhebl. verschlimmert.	Ger. Sehstörung Lebh. Sehnenreflexe, Pulsbeschleun., hyst. Anfälle.	— Heilverfahren	1909: 8000	100	?	Jan. 1912: kränklich, zeitw. schonungsbedürftig.	März 1912: *Besserung.*
66	Werkmeister 8200 ℳ Eink.	56	Angebl. ges., voll erwerbsfähig.	1905	Auffahr. des Zug. auf einen Prellbock	Kontusion des l. Knies.	Lok. Beschw. fixiert; später hierzu Kreuzschmerzen, Erregbark., Depression.	Nur anfangs Lokalbefund, später nur starke psych. Veränderung.	1905—1907 Heilverfahren	1906: 52000 1907: 12700	100	100	Jan. 1912: vorübergeh. als Hotelier tätig gewes., jetzt Rentner	Okt. 1911: anscheinend *unverändert.* (Bezieht Rente als Werkmeist.)
67	Lehrerin 1150 ℳ Eink.	31	Nervös, doch dienstfähig.	1906	Zugentgleisung	Kontusion der Brust u. d. Seite.	Lok. Beschw. fixiert, dazu allg. Nervosität.	Druckempfdlk. der l. Rippen. Zitt. d. Hände, Pulsbeschleun.	—	1906: 700	100	wieder tätig	Dez. 1911: „etw. nervös", sonst gesund und *voll arbeitsfähig.*	—
68	Fabrikantenfrau	?	Nervös.	1906	Vom Wagen geschleud.	Kontusion der l. Hüfte.	Lok. Beschw. klingen ab, aber allg. Nervosität mit Depression.	Gewichtsabnahme.	—	1906: 1800	$33^1/_3$	10	—	März 1912: *Heilung* der Unfallfolgen nach wenigen Wochen

69	Fabrikantenfrau	?	Nervös, unterleibsleidend	1906	,,	Kniekontusion	Lok. Beschw. klingen ab, aber nach einigen Wochen schl. Schlaf, Mattigkeit, Depression.	Bluterguß am Oberschenkel. Später objekt. nihil.	—	1910: 6100	100	25—30	Febr. 1912: ansch. gesund doch noch *zeitw. arbeitsbeschränkt.*	März 1912: *Besserung*, noch gedr. Stimmung Herzkl., Schwäche im Bein.
70	Schneidermeister 2400 ℳ Eink.	52	1899 Fußverl., 1200 ℳ Abfind. Sp. ges. u. arbeits fahig	1906	Heft. Ruck	Handverletzung	Lok. Beschw. fixiert; später hierzu Müdigkeit, Aufgeregth., Schlaflosigkeit.	Anfangs „Handgelenksentzündung.“ Später nach Operation rechtss. Hemianästhesie.	Heilverf. Vergl. 1908: fall. R. bis z. 75. J.	—	100	100	Rentenempfänger — *unverändert.*	Dez. 1910: *unverändert.* Kraftlosigk. u. Schm. im Arm. Müdigk., Schlaflosigk., Kopfschmerz, Hemianästhesie.
71	Hausiererin 700 ℳ Eink.	52	?	1907	Fall beim Ausstg.	L. Knöchelbruch.	Lok. Beschw. fixiert; später hierzu Herzbeschwerden, Schlaflos., Erregbarkeit	Schon n. kurzer Zeit obj. nihil.	Prozeß — Klage abgewiesen	—	100	—	Dez. 1911: ansch. gesund o. Behdlg., *voll erwerbsfähig.*	Nov. 1911: *Besserung*, noch leichte Beinbeschwerden und zeitw. Erregbk.
72	Amtsrichter	?	Angebl. gesund, volldienstfähig.	1907	Fall auf d. Bahnsteig.	Hüftkontusion	Lok. Beschw. fixiert; später hierzu starke Depression, Müdigkeit, Kopfschm., Schreckhaftigkeit.	Druckschmerz. Später Sehnenrefl. lebhaft, Zitt. d. Hände, Puls irregulär.	— Heilverfahren	09/11 1680 Heilgs.-kost.	dnst unfäh.	zeitweis. dst.-unfäh.	Dez. 1911: *Heilung.*	Nov. 1911: „*volle Amtstätigkeit*“.
73	Kaufmann 1800 ℳ Eink.	26	Früher lungenkr., dann ansch. ges. u. v. erwerbsfähig.	1907	Fall beim Aussteigen	Brustkontusion	Lungenbeschwerden — allmähl. Besserung, aber starke Depression, Aufgeregtheit, Unruhe.	Anfangs Spitzenkatarrh — gebessert; spät. Pulsbeschleun., psych. Verstimmung.	— Heilverfahren	1908: 10000	0	100	Dez. 1911: ansch. gesund ohne Behdlg., *voll erwerbsfähig.*	Jan. 1912: Nicht mehr behandelt.

Nr.	Personalien		Vorgeschichte	Unfall			Krankheitsbild		Entschäd.-verfahren		Erwerbsbeschränkung		Auskunft	
	soziale Stellung	Alter Jahre		Jahr	Gelegenheitsursache	Trauma	subjektiv	objektiv	Rente	Abfindg. ℳ	zu-fangs %	zu-letzt %	Behörde:	Arzt:
74	Hotelier	58	Myocarditis, aber tätig	1907	Zugentgleisung	Brustkontusion	Lok. Beschw. fixiert, dazu schl. Schlaf und Appetit, Müdigk,, Gedächtnisschwäche.	Rippenbruch, gutgeheilte Interkostalneuralgie?	— Heilverfahren	1909: 3600	100	mäßig	Febr. 1911: mehrmals leichte Schlaganfälle, starkgealtert.	März 1912: *Besserung.* Myocarditis.
75	Bergmann 1300 ℳ Eink.	?	Vor 11 J. Fingerverletz.; spät. ges. und voll erwerbsfähig.	1907	,,	Kontusion des Rückens.	Kreuzschmerzen, spät. Energielosigkeit, Depression, Unruhe, Schmerzen in den Beinen.	Lokal nihil. Spät. lebhafte Sehnenreflexe, Dermographie.		1909: 3500	40	25	Febr. 1912: ansch. gesund ohne Behdlg. *voll erwerbsfähig.*	März 1912: Nicht mehr behandelt.
76	Händlerin 200 ℳ Eink.	53	1 Schwester geikrank. Selbst ang. ges. u. erw.-fähig.	1907	Zusammenstoß	Kontusion des Armes	Lok. Beschw. fixiert; später hierzu Herzkl., Müdigkeit, Aufgeregtheit, Schlaflosigkeit.	Anf. l. Druckempfindl. Spät. Zitt. d. Armes, Pulsbeschleun., Romberg, lebh. Sehnenreflexe.	1907 bis 1909	1909: 3000	100	50	—	Dez. 1911: wesentliche *Besserung*, arbeitsfähig.
77	Fabrikantenfrau	?	?	198	,,	Kontusion des Obersch.	Lok. Beschw. klingen ab, aber leichte Ermüdung, Kopfdruck usw.	Décollement traumatique — glatte Heilung.	— Heilverf.	1908: 1800	100	?	—	Febr. 1912: *Heilung.*

78	Sänger 3000 *M* Eink.	27	Schw., blutarm, ab. voll erwfäh.	1908	Auffahr. a. Prellbock	Kontusion des Armes	Lok. Beschw. fixiert; später hierzu Ermüdbarkeit, Zittern, Herzklopfen.	Lokal obj. nihil. Später Zittern, lebh. Sehnenreflexe.	—	1909: 2000	50	25	—	Febr. 1912: *Heilung*, voll erwerbsfähig seit Winter 1910/11.
79	Monteur	?	Angebl. gesund, voll erw.-fähig	1909	Heft. Ruck	Kontusion der Steißbeingeg.	Lok. Beschw. fixiert.	Lokal obj. nihil. Später halbs. Sensibilitätsstörung.	— Prozeß	1910: 283 *M*	15	unerheblich	Dez. 1911: zeitw. Beschwerd., *voll erwerbsfähig.*	Nov. 1911: Erhebliche *Besserung* seit 2 J.
80	Lokomotivführersfrau	42	Hochgr. Hysterie n. Unf. v. 4—5 J. Sp. Hausarbeit.	1909	Heft. Stoß	Kontusion des Leibes	Angebl. Blutung aus Blase und Magen. Anfälle, Schlafl., Erbrechen, Herzklopfen.	Hyst. Krampfanfälle, hyster. Blutungen (?).	— Heilverfahren	1910: 2100	100	?	Dez. 1911: Noch kränkl., aber *voll arbeitsfähig.*	April 1912: Nicht mehr behandelt.
81	Haustochter o. Beruf	46	Nervös, ab. arb.-fähig.	1909	Zugentgleisung	Kontusion der Hüfte.	Lok. Beschw. fixiert; dazu Herzkl., Aufgeregtheit, Schlaflosigk. Depression.	Lidflattern, Pulsbeschl., Zittern der Hände, lebhafte Reflexe. Lokal Druckschmerzen.	—	1910: 1500	50	50	Jan. 1912: kränklich, o. Behdlg., *nicht voll arbeitsfähig*	März 1912: *Besserung*, Zustand wie vor d. Unfall.
82	Kaufmann	?	Angebl. gesund, voll erwerbsfähig.	1911	Vom Wagen herabgeschleudert.	Kontusion von Arm und Brust.	Lok. Beschw. klingen ab, aber Angstgefühl u. unbest. Schmerzen.	Anfangs Druckschmerz	—	1911: 900	?	?	Dez. 1911: ansch. gesund ohne Behdlg., *voll erwerbsfähig*	Nov. 1911: Nicht mehr behandelt.
83	Techniker 2700 *M* Eink.	39	,,	1911	Zertrümmerung des Wagens	Kontusion der Beine	Lok. Beschw. klingen ab, aber Aufgeregtheit, Schwindel, Kopfdruck.	Pulsbeschleun., Reflexerhöhung Hemianästhesie druckempfindl. Zonen.	—	1911: 3000	?	?	Dez. 1911: ansch. gesund *voll erwerbsfähig.*	—

Nr.	Personalien: soziale Stellung	Personalien: Alter Jahre	Vorgeschichte	Unfall: Jahr	Unfall: Gelegenheitsursache	Unfall: Trauma	Krankheitsbild: subjektiv	Krankheitsbild: objektiv	Entschäd.-verfahren: Rente	Entschäd.-verfahren: Abfindg. ℳ	Erwerbsbeschränkung: anfangs %	Erwerbsbeschränkung: zuletzt %	Auskunft: Behörde:	Auskunft: Arzt:
84	Brauer 1200 ℳ Eink.	?	Alkoholismus. Herzvergrößerg. Erwerbsfähig.	1906	Zugentgleisung	Allg. Erschütterung	Hochgrad. Mattigkeit, wechselnde Schmerzen in Brust, Rücken, Kopf.	Lebh. Reflexe. Depression.	—	Keine Entschädigung	100	100	—	Jan. 1912: *Heilung*, aber meist ohne Beschäftigung.
85	Reisender 10000 ℳ Eink.	31	1 × Armbr., sonst ang. ges., v. erw.-fähig.	1906	,,	,,	Kopfschm., Schwindel, Müdigkeit.	nihil.	—	1907: 4000	mäßig	?	8 Wochen n. Abfd. *wiederhergestellt* (eig. Angabe).	
86	Monteur 2400 ℳ Eink.	?	1 × Beinbr., sonst ang. ges., voll erwf.	1907	Zusammenstoß	,,	Allg. Müdigkeit, Schm. in Brust, Rücken, Kopf, schlechter Schlaf.	Lebhafte Reflexe. Depression.	—	1907: 1500	100	33 1/3	Jan. 1912: ansch. gesund ohne Behdlg., *voll erwerbsf.*	Jan. 1912: Nicht mehr behandelt.
87	Zuschneider Eink. 2100 ℳ	?	?	1907	,,	,,	Leichte Erregbarkeit, mangelnde Leistungsfähigkeit, Schmerz. im Rücken, schl. Schlaf.	Pulsbeschleun., lebh. Sehnenreflexe.	—	1907: 700	„bedeutend"	„mäßig"	Dez. 1911: Wie oben.	Jan. 1912: Wie oben.
88	Baumeister 8400 ℳ Eink.	47	Nervös, doch angebl. voll erwerbsfähig.	1907	,,	,,	Mattigkeit u. Müdigk. in den Gliedern, Benommenheit, Rückenschmerzen, schl. Schlaf Kopfdruck.	Sehnenreflexe erhöht, Depression.	— Heilverfahren	1909: 15500	100	25	März 1912: *Besserung, voll arbeitsf.* noch zuw. Kopfdr. (eig. Ang.).	

89	Beamtenfrau	?	Unterleibsleidend. Hausarbeit.	1909	,,	,,	Allg. Müdigkeit, „sehr nervös“, Schwindel, Zittern der Glieder, Kopf- u. Brustschmerzen.	Nihil.	—	?	100	mäßig	Nov. 1911: „hochgradig nervös,“ noch in Behandlg., zeitw. arbeitsbeschränkt.	Jan. 1912: *unverändert*, n. Kopfdruck und schl. Schlaf. Unterleibsleidend verschlimmert.
90	Fabrikantenfrau	51	„Schwache Nerven“, Chron. Gelenkl. Arteriosklerose, Lungenerweit.	1910	Zugentgleisung	,,	Schmerzen in Beinen u. Rücken, Benommenh., gr. Mattigkeit, Herzklopfen, Ohrensausen.	Unsicherer Gang erhöhte Patellarrefl., Romb., Pulsbeschleunigung.	— Heilverfahren	1911: 5000	100	$33^1/_3$—40	Dez. 1911: leidender Eindruck, noch in Behandlg.	Dez. 1911: *Verschlimmerung* d. Rückenschmerzen. Noch Ohrensausen, Kopfschmerzen usw.
91	Schreinermeister	?	?	1910	Zusammenstoß	,, (?)	Rückenschmerzen, taubes Gefühl im Kopf, Schwindelanfälle.	?	—	1910: 180	100	noch n. voll erwfh.	Dez. 1911: leidendes Aussehen, wegen Schwindel *noch erwerbsbeschränkt.*	—
92	Hausierer	47	Herzld., ab. ang. voll erwerbsf.	1910	Heft. Ruck	,, (?)	Kopfschm., Schwindel. Ohrensausen, Gedächtnisschwäche, schlecht. Schlaf. Psych. Veränderung.	Lidflattern, Pulslabilität, Exophthalmus (Basedow?)	—	1910: 900	100	?	Dez. 1911: *unverändert*, nur $^3/_4$ arbeitsfähig.	—
93	Kaufmann 2400 *M* Eink.	48	Arterioskler. mit Album., ab. arb.-fähig	1910	Zusammenstoß	,,	Allg. Mattigkeit u. Abgeschlagenheit, Reizbarkeit, schl. Schlaf, Kopfschmerz.	Leichte Pulsbeschleunigung Depression.	—	1910: 1000	100	15	Dez. 1911: *voll arbeitsfähig.*	Dez. 1911: Heilung.

Nr.	Personalien: soziale Stellung	Personalien: Alter Jahre	Vorgeschichte	Unfall: Jahr	Unfall: Gelegenheitsursache	Unfall: Trauma	Krankheitsbild: subjektiv	Krankheitsbild: objektiv	Entschäd.-verfahren: Rente	Entschäd.-verfahren: Abfindg. ℳ	Erwerbsbeschränkung: anfangs %	Erwerbsbeschränkung: zuletzt %	Auskunft: Behörde:	Auskunft: Arzt:
94	Buchhändlersfrau	58	Angebl. gesund, i. Gesch. u. Haush. tätig.	1911	Zusammenstoß	Allg. Erschütterung	Müdigkeit, leichte Erregbarkeit, Schmerzen in Rücken u. Kopf, Benommenheit, schlecht. Schlaf.	Lebh. Reflexe. Später starke Depression.	—	1911: 2500	100	?	Nov. 1911: ansch. gesund in Geschäft u. Haushalt *tätig.*	Nov. 1911: *Besserung*, noch Rückenschm., schlecht. Schlaf.
95	Technikersfrau, Verkäuferin 1200 ℳ Eink.	24	Angebl. ges., voll erwerbsfähig.	1911	Zugentgleisung	,,	Schmerzen in Rücken, Armen, Kopf; Benommenheit, schl. Schlaf, Aufgeregtheit.	Allg. Reflexerhöhung, Zittern der Hände und Beine, Pulsbeschl. Druckschmerz des Rückens.	—	1911: 1800	100	15	Dez. 1911: ansch. gesund *voll erwerbsfähig.*	Jan. 1912: *Besserung*, zeitweiseKopfschm. schl. Schlaf. *Voll arbeitsfähig.*
96	Auktionskommissar 27000 ℳ Eink.	46	1881 Unf. mit Bewußtlosigkeit Sp. ges., voll erw.-fähig.	1902 1902	Fremdkörp.flog ins Auge (glüh. Kohlteilch.) Zugentgleisung	Hornh.-verletz., Kopf-kontus. Heft. Schreck	Augenbeschwerden. Kopfschm., Hörstör., schl. Schlaf, Erregbarkeit, Zittern. Angebl. Verschlimmerung.	Hornhautgeschwür. Reflexerhöhung, Zittern, Dermographie.	1904 —1909 Prozeß	1909: 86000	100	50	Febr. 1912: ansch. gesund ohne Behdlg., *voll erwerbsfähig.*	—
97	Reisender 3500 ℳ Eink.	26	Schw., blutarm, nervös; ab. erw.-fähig.	1902	Heft. Stoß	Kopfkontusion und heftig. Schreck	Kopfschm., Schwindel, Gedächtnisschwäche, Aufgeregtheit, Angst, Zittern, schreckhafte Träume.	Reflexerhöhung, Romberg, Pulsbeschleunigung, Dermographie.	Heilverf. Prozeß Urteil (05): stg. R. 4280—5180ℳ	—	100	100	Rentenempfänger — *unverändert*, meist i. Süden ohne Beschäftigung.	—

98	Schlossermeister	28	Angebl. gesund, voll erwerbsfähig.	1904	Zusammenstoß	,,	Kopfschm., Schwindel, Gedächtnisschwäche, Zittern, Angst, Schwitzen, Herzklopfen, Magendruck, Impotenz, Anfälle.	Zitt. d. Hände, lebh. Refl., Pulsbeschl., druckempfindl. Zonen, Zuckung., hyst. Anfälle. Depress.	— Heilverfahren Prozeß	1907: 100000	100	40	Nov. 1911: *Heilung*, nur zeitw. leicht. Schwindel.	—
99	Kaufmannsfrau 7500 *M* Eink.	54	Schreckhaftigk., Kopfschmerz, ab. ang. voll arbeitsfäh.	1905	Von herabfalld. Schachtel getroff.	,, (?)	Kopfschm., Schwindel, Gedächtnisschwäche, Schlafl., Intelligenzdefekte.	Reflexerhöhung Pulsbeschleun. Beule am Hinterkopf.	Prozeß Vergl. 1910: 900 *M* R. b. z. 65. J.	—	100	75	Rentenempfängerin, seit 1908 *unverändert*.	—
100	Näherin 1200 *M* Eink.	26	Blutarm aber arbeitsfähig.	1906	Zugentgleisung	,,	Kopfschm., Kopfdruck Schwindel, Vergeßlk., Unruhe, Angst, Fröst., Erregb., Herzklopfen Schlafl., später Depression.	?	—	1906: 500	100	mäßig	Dez. 1911: kränkl., nerv., noch in Behandlung, n. voll arbeitsfähig.	März 1912: *Verschlimmer.* der Kopfschm. Leicht aufger., Schlafl., Magenschmerzen, Mißmut, Pulsbeschl.
101	Kassiererin 1040 *M* Eink.	22	Lues (?) Voll erwerbsfähig	1906	,,	,,	Kopfschm., Schwindel, Benommenheit, Aufgeregtheit, Schlafl., Unruhe, Zwangsvorstellungen, Menstruationsstörungen.	Fehlen der Bindehautrefl., Erhöhung d. Sehnenrefl., Pulsbeschleun. — spät. Depression.	— Heilverfahren	1906: 750	100	0	Dez. 1911: ansch. gesund	Febr. 1912: *Heilung*.
102	Selbstd. Modistin 12000 *M* Eink.	41	Blutarm ab. bish. tätig.	1907	,,	,,	Kopfschm., Schwindel, Hörstörungen, Zerstreutheit, Schwäche, Schlaflos., Zittern, Anfälle, Stimmungswechs.	Zitt. d. Hände, Romberg, Reflexerhöh., Pulsbeschl., Sensibilitätsstörungen.	— Heilverf. Prozeß	1910: 78000	100	100	Jan. 1912: *unverändert*.	—

Nr.	*Personalien* soziale Stellung	Alter Jahre	*Vorgeschichte*	*Unfall* Jahr	Gelegenheitsursache	Trauma	*Krankheitsbild* subjektiv	objektiv	*Entschäd.-verfahren* Rente	Abfindg. ℳ	*Erwerbsbeschränkung* anfangs %	zuletzt %	*Auskunft* Behörde:	Arzt:
103	Haushälterin 1000 ℳ Eink.	28	Erbl. bel. — mehrf. Geisteskrankh. Selbst bisher arbeitsfähig.	1907	Zusammenstoß	Kopfkontusion und heftig. Schreck	Kopfschm., Schwindel, Erbrechen, Nasenblut., Blutandrang z. Kopf, Mag.-Darmstörungen, Herzkl., Rückenschm. Schlafl., Schwäche.	Zittern, kühle Extremitäten, Kongestion zum Kopf, Reflexerhöh., Pulsbeschl., Druckempfindl. Zonen. Depression.	Heilverfahren	1908: 13000	100	$66^2/_3$	März 1912: Erhebl. *Besserung*, ohne Behdlg., aber noch n. voll arbeitsfähig (eig. Ang.)	—
104	Viehhändler 4000 ℳ Eink.	35	Angebl. ges., voll erwerbsfähig.	1907	,,	,,	Kopfschmerz, -druck, Schwindel, Erregbark., Angstgefühl, Schlafl., Schwitzen, heiß. Kopf, kalte Extremitäten; Depression.	Lebh. Sehnenrefl., schwache Schleimhautrfl. Pulsbeschl., Gesichtsfeldeinschränk., Hemianästhesie, Dermographie.	1907 bis 1910	1910: 33000	100	80	Dez. 1911: *Besserung* (eig. Angabe).	—
105	Schauspielerin 2000 ℳ Eink.	61	1907 Hüftverletzung. Später ang. ges. und erwerbsfähig.	1908	?	,,	Kopfschm., Schwindel, Gedächtnisschwäche, Übelkeit, Zitt., Platzangst, Weinkrämpfe, Herzkl., stark. Schwitzen, Erregbarkeit.	Lebh. Reflexe, stark. Schwitz., Pulsbeschleun.	Heilverf. 1909 Vergl: 2100 ℳ Jhsr. bis z. 72. Jr.	—	100	100	Rentenempfängerin — *unverändert*.	Okt. 1910: *unverändert*, bes. Schreckhaftigk., Schlafl., nerv. Erregb., Gedächtnisschw.

106	Agent 5000 ℳ Eink.	37	Angebl. ges., voll erwerbsfähig	1910	Zusammenstoß	,,	Kopfschmerz, Ohrensausen, allg. Erregbarkeit, Zittern, Kribbeln in den Armen, Ermüdung.	Zitt. d. Hände. Pulsbeschleunigung.	—	1911: 2250	‚teilweise'	0	Dez. 1911: ansch. gesund *voll erwerbsfähig.*	—
107	Lehrerin 1750 ℳ Eink.	37	Nervös, aber dienstfähig	1903	,,	Rippenkontus. und heft. Schreck	Lok. Beschw. klingen ab, aber Kopfschmerz, Schwindel, Ohrensausen, Schlafl., Rückenschmerzen.	Starke psych. Alteration, zeitweise wegen „Geistesstörung" in Irrenanstalt.	Heilverf. Vergl. (1904): fall. R. (1800—900 ℳ)	—	100	100	Rentenempfängerin — *unverändert.*	—
108	Werkmeistersfrau	34	Blutarm schwächlich. Hausarbeit.	1904	Geriet zwischen Trittbr. u. Bahnhofsmauer.	Kontus. d. Beine und heft. Schreck	Lok. Beschw. fixiert, dazu unruh. Träume, Angstzustände, Schwindel, Erregb., Herzkl., Magenstörung., Schlaflosigk., Krampfanfälle.	Hyster. Anfälle. Pulsbeschleunigung. Hemianästhesie.	1906—1910	1911: 10000	100	66²/₃	Jan. 1912: kränklich, nur teilw. arbeitsfähig.	März 1912: *Besserung*, noch Kopfschm., Erregungszustände l. Beinschwäche, Herzkl., schl. Schlaf, Ameisenlaufen.
109	Reisender	27	Nephritis — geheilt. Sonst v. erwerbsfähig.	1906	Zugentgleisung	Rückenkontus. und heft. Schreck	Lok. Beschw. klingen ab, aber Angst, Aufgeregth., Schlafl., Unruhe, Zittern, Schwitzen, Herzkl., Ermüdung.	Zitt. d. Hände, lebh. Sehnenreflexe, Pulsbeschleun., Schwitzen	—	Keine Entschädigung	100	10	Dez. 1911: ansch. gesund ohne Behdlg., *voll erwerbsfähig.*	Mai 1912: *Heilung* seit langem, voll erwerbsfähig.
110	Kaufmann 7500 ℳ Eink.	24	Angebl. ges., voll erwerbsfähig	1906	,,	Brustkontus. und heft. Schreck	Lok. Beschw. klingen ab, aber Angstgefühl, Aufgeregtheit, Schlafl., Erregbarkeit, Unlust zur Arbeit.	Lidflattern, lebhafte Sehnenreflexe.	—	1906: 2000	mäßig	0	Dez. 1911: ansch. gesund, ohne Behdlg., *voll erwerbsfähig.*	Dez. 1912: *Heilung* nach kurzer Zeit.

Nr.	*Personalien*		*Vorgeschichte*	*Unfall*			*Krankheitsbild*		*Entschäd.-verfahren*		*Erwerbsbeschränkung*		*Auskunft*	
	soziale Stellung	Alter Jahre		Jahr	Gelegenheitsursache	Trauma	subjektiv	objektiv	Rente	Abfindg. ℳ	anfangs %	zuletzt %	Behörde:	Arzt:
111	Kaufmann 6—8000 ℳ Eink.	?	Angebl. ges., voll erwerbsfähig.	1906	Zugentgleisung	Steißkontus. und heft. Schreck	Lok. Beschw. fixiert; hochgr. Erregung, innere Unruhe — klingt ab.	Puls beschleun. u. leicht irregulär, Reflexe erhöht.	—	1906: 1000	100	0	Dez. 1911: Wie oben.	Jan. 1912: *Heilung.*
112	Arzt 14 000 ℳ Eink.	55	Nervös disponiert.	1906	Zusammenstoß	Armkontusion u. heftig. Schreck	Lok. Beschw. klingen ab, Aufgeregtheit, Schlaflosigkeit.	Pulsbeschleunigung.	—	1907: 2000	mäßig	0	Dez. 1911: Wie oben.	Jan. 1912: *Heilung* seit 1907.
113	Kaufmann	50	Angebl. ges., voll erwerbsfähig	1906	Zugentgleisung	Armkontusion u. heftig. Schreck (?)	Lok. Beschw. fixiert; Ermüdung, Schwäche, Kopfschmerzen.	Anfangs leichte Anschwellung; später nihil.	—	1907: 4000	$33^1/_3$	mäßig	Dez. 1911: ansch. gesund, *voll erwerbsfähig*, o. Beh.	Jan. 1912: *Heilung.*
114	Reisender 4200 ℳ Eink.	23	,,	1906	,,	,,	Lok. Beschw. klingen ab; Kopfschmerz., Müdigkeit, Rückenschm., Aufgeregtheit.	Pulsbeschleunigung, lebhafte Reflexe.	—	1906: 1750	100	50	*Heilung*, voll erwerbsfähig (eig. Ang.)	Dec. 1912: *Heilung* nach einigen Wochen.
115	Reisender 3600 ℳ Eink.	26	,,	1906	,,	,,	Lok. Beschw. klingen ab; Erregb., Angst, innere Unruhe, Weinen, schreckh. Träume, Herzklopfen, Magenstörungen.	Reflexerhöhung Dermographie, Pulsbeschleunigung.	—	1907: 1600	‚teilweise‘	0	Dez. 1911: krankes Aussehen, doch *voll erwerbsfähig*, ohne Behandlung.	Jan. 1912: Nicht mehr behandelt.

116	Buchhalter	25	,,	1906	Zusammenstoß	,,	Lok. u. allg. Beschw. — klingen bald ab.	—	Keine Ansprüche erhoben.		—	—	Nach 4Woch. wieder *voll arbeitsfähig.*	Febr. 1912:- Nicht mehr behandelt.
117	Kaufmann 7500 ℳ Eink.	43	,,	1906	Zugentgleisung	Beinkontus. und heft. Schreck	Lok. Beschw. klingen ab; allg. Nervosität, Schlafl., Reizb., Kopfschmerzen.	Reflexerhöhung, Romberg.	—	1906: 5000	mäßig	15	*Heilung*, kurze Zeit nach Abfindung (eig. Angabe).	—
118	Viehhändler 22000 ℳ Eink.	47	,,	1906	,,	Rückenkontus. und heft. Schreck	Lok. Beschw. fixiert; allg. Nervosität.	?	—	1908: 20000	100	20	—	Okt. 1911: *Heilung*, nur zeitw. Rückenschm., Angst vor Bahnfahrt.
119	Kaufmann 2500 ℳ Eink.	30	,,	1907	Zusammenstoß	,,	Lok. Beschwerden klingen ab, aber Schlaflos., Schreckhaft., Depression, Ermüdung.	Obj. nihil später Depression.	— — Heilverfahren	1910: 11000	100	mäßig	—	Okt. 1911: *Heilung.*
120	Kaufmannsfrau	54	,,	1907	Zugentgleisung	Radiusbruch u. heft. Schreck	Lok. Beschw. u. Schlaflosigk., Aufgeregtheit, Weinen, Herzklopfen, Reizbarkeit, Schmerz. im Rücken usw.	Starke Depression, sonst nihil.	1907—1909 Heilverfahren	1909: 5000	100	$33^1/_3$	Jan. 1912: gesundes Aussehen, ohne Beruf, in ärztl. Behandlung.	März 1912: *unverändert.*
121	Kaufmann 4500 ℳ Eink.	?	Früher Tic convulsiv; doch voll erwerbsfähig.	1907	Zusammenstoß	Beinkontus. und heft. Schreck (?)	Lok. Beschw. klingen ab; Angstgefühl, innere Unruhe, Schlaflosigk., Schwindelanf., Kopfschmerzen, Gedächtnisschwäche.	Wiederauftret. des Tic convulsiv, Reflexerhöhung, Dermographie.	— Heilverfahren	1908: 4000	100	50	März 1912: *Heilung* seit 3 J. (eig. Ang.)	April 1912: *Heilung*, noch Gedächtnisschwäche.

Nr.	*Personalien*		*Vorgeschichte*	*Unfall*			*Krankheitsbild*		*Entschäd.-verfahren*		*Erwerbsbeschränkung*		*Auskunft*	
	soziale Stellung	Alter Jahre		Jahr	Gelegenheitsursache	Trauma	subjektiv	objektiv	Rente	Abfindg. ℳ	anfangs %	zuletzt %	Behörde:	Arzt:
122	Anstreichersfrau	21	Unterleibsleidend	1907	Zugentgleisung	Fußkontusion u. heft. Schreck	Lok. Beschw. klingen ab; Angstzustände, Erregb., schreckh. Träume, Herzklopfen, Globus, Zwerchfellkrämpfe, Magenstörungen	Sehr starke Zwerchfellkrpf., Tremor, Reflexerhöhung, Pulsbeschleunigung	Heilverf. Prozeß Urteil (08): 3000 ℳ Rente	—	100	100	Rentenempfängerin — *unverändert.*	—
123	Agent	48	Angebl. ges., voll erwerbsfähig	1908	,,	Kniekontus. und heft. Schreck	Lok. Beschw. fixiert; allg. Nervosität.	?	— Heilverfahren	1909: 50000	100	100	—	Nov. 1911: *Heilung* nach wenigen Woch., nur noch Ängstlichk. u. Erregb.
124	Reisender 9000 ℳ Eink.	41	Nervös, doch ang. voll erwerbsfähig	1908	Plötzl. heftig. Ruck.	Brustkontus. und heft. Schreck	Lok. Beschw. klingen ab; Angstgefühl, Unruhe, Kribbeln im ganzen Körper, Herzklopfen, Erregb., Ermüdg.	Lebhafte Refl., Pulsbeschleunigung.	— Heilverfahren	1908: 6000	100	50	März 1912: *Heilung, voll erwerbsfähig* nach 1 J. (eig. Angabe).	Febr. 1912: *Voll erwerbsfäh.* 1910 neuer Unfall: Commotio — noch Beschw.
125	Agent 3000 ℳ Eink.	35	Angebl. ges., voll erwerbsfähig	1911	Herabfallen der Glaskuppel d. Gasflamme	Kniekontus. und Schreck	Lok. Beschw. klingen ab; Aufgeregtheit, Zittern, Schlafl., Herzbeschwerden, Kopfschm., Rückenschm., Schlafl., Ermüdung.	Zitt. der Hände, lebh. Reflexe, Pulsbeschleunigung.	—	1911: 1500	100	25	Dez. 1911: ansch. gesund, *voll erwerbsfähig.*	Jan. 1912: *Heilung.*

126	Bankbeamter 3000 *M* Eink.	25	?	1911	Zugentgleisung	Fingerkontus. und heft. Schreck	Lok. Beschw. klingen ab; Aufgeregth., Unruhe, Schlaflos., Magenbeschwerden, Kopfschmerzen.	Lebh. Reflexe.	—	1911: 400	100	?	Dez. 1911: ansch. gesund, ohne Behdlg., *voll erwerbsfähig.*	—
127	Kaufmann 30000 *M* Eink.	46	Angebl. ges., voll erwerbsfähig	1911	Zugentgleisung	Armkontus. heftig. Schreck	Lok. Beschw. klingen ab; Angstgefühl, Schlaflosigkeit, Kopfdruck, Schwindel.	Pulsbeschleun., lebh. Reflexe.	—	1911: 5000	mäßig	?	Dez. 1911: noch Beschw., *erwerbsbeschränkt* u. in ärztl. Behdlg.	—
128	Kaufmann 20000 *M* Eink.	36	Nervös, Tuberkulose	1906	,,	Allgem. Ersch. und heft. Schreck	Angstgefühl, Erregbk., Beklemmung, Schlafl., Kopfschm., — später starke Depression.	Reflexerhöhung Zitt. d. Hände, Pulsbeschleunigung.	— Heilverfahren	1910: 35500	100	25	Dez. 1911: *voll erwerbsfähig.*	Dez. 1911: *Heilung.*
129	Kaufmann 1500 *M* Eink.	37	Angebl. ges., voll erwerbsfähig	1906	Zusammenstoß	,,	Allg. Müdigkeit, Erregbarkeit, Schmerz in Kopf u. Unterleib, Herzklopfen, Angstgefühl, Magenbeschwerd., Schlaflosigkeit.	Zitt. d. Hände, Reflexerhöhung druckempfindl. Zonen.	1907—1908 Heilverfahren	1908: 10000	100	50	April 1912: *erhebl. Besserung,* ohne Behandlung (eig. Angabe).	—
130	Arbeitersfrau 600 *M* Eink.	41	Muskelkrämpfe, ab. ang. arbeitsfähig	1906	Heftig. Ruck	,,	Müdigkeit, Abspanng., Muskelkrämpfe, Schlaflosigkeit, Schreckhaft., Herzkl., Magendarmstörung.	Hyst. Anfälle, später Depression.	600 *M* Rente Heilverfahren	—	100	100	Rentenempfängerin — *unverändert,* arbeitsunfähig.	—
131	Pfarrer 5350 *M* Eink.	70	Seit 10 J. pension., ab. ang. ges. u. arbeitsf. (Schriftsteller)	1907	Zusammenstoß	,,	Hochgr. Müdigk., Unsicherheit, Zittern der Beine, Schlafl., Schm. in Kopf, Rücken, Beinen.	Zitt. d. Beine, lebh. Reflexe, Depression.	1907—1911 falld. Rente	—	100	100	Renteneinstweg. zunehm. Alters, Zustd. ab. ang. *unverändert.*	—

Nr.	*Personalien*		*Vorgeschichte*	*Unfall*			*Krankheitsbild*		*Entschäd.-verfahren*		*Erwerbsbeschränkung*		*Auskunft*	
	soziale Stellung	Alter Jahre		Jahr	Gelegenheitsursache	Trauma	subjektiv	objektiv	Rente	Abfindg. *M*	anfangs %	zuletzt %	Behörde:	Arzt:
132	Monteur 2000 *M* Eink.	?	Angebl. ges., voll erwerbsfähig	1911	Zugentgleisung	Allg. Erschütt. u. heftiger Schreck	Allg. Erregbark., Angstgefühl, Kopfschmerzen	?	—	?	100	?	Dez. 1911: gesund u. arbeitsfähig.	Jan. 1912: *Besserung*, noch Empfindl. und Angst v. Bahnf.
133	Fabrikant 5500 *M* Eink.	49	Chron. Ohrenleid., voll erwerbsfähig	1893	Zusammenstoß	Kopf- u. Armkontusion	Armbeschw. kling. ab; aber Kopfschmerzen, Schwindel, Sausen im Kopf, Geräuschempfdl. Hörverschlechterung, Zerstreutheit.	Zitt. d. Hände, Reflexerhöh.; später psych. Depression.	Prozeß Urteil (1899): 5500 *M* Rente	—	100	100	Rentenempfänger — *unverändert*, noch in ärztl. Behandlung.	—
134	Kaufmann 3000 *M* Eink.	33	Neurasthenie, Alkoholismus.	1901	?	Kopf- u. Brustkontusion.	Herzbeschwerd., Kopfschmerz, Schwindel, Schwäche, Wahnvorstellungen; Depression.	Lebh. Reflexe; Depression.	1903—1906 Prozeß	1907: 48800	100	100	—	Febr. 1912: *unverändert* — noch Kopfschm. Schwind., Angstgefühle usw. — Querulant.
135	Pianistin	24	Nervös-hyster., aber erwerbsf.	1901	Fall auf d. Bahnhofstreppe	Kopf- u. Armkontusion	Armbeschwerd. fixiert; Kopfschm., Schwindel, Mattigkeit, Depression	Zonenart. Sensibilitätsstörung am Arm.	1906 bis ? Prozeß	—	100	15	Rentenempfängerin — *unverändert*.	—
136	Arzt 7700 *M* Eink.	36	Angebl. ges., voll erwerbsfähig	1907	Zugentgleisung	,,	Kopfschm., Schwindel, Übelkeit, Mattigkeit, Herzbeschw., Magendarmstörungen.	Zitt. der Hand, Lidflattern, Reflexerhöh., Gewichtsabnahme Depression.	1905—1907	1907: 15000	100	50	März 1912: *voll erwerbsfähig*. 1910: *Beckenbruch* — z. Z. wied. voll erwerbsf.	April 1912: Nicht mehr behandelt

137	Näherin 450 *M* Eink.	38	Nervös, blutarm, ab. arb.-fähig	1905	,,	,,	Armbeschwerd. fixiert; Kopfschm., Schwindel, Gedächtnisschwäche, Müdigkeit.	?	—	1905: 500	100	25	Dez. 1911: „etw. nerv.“, ab. o. Behdlg. *voll arbeitsfh.*	Jan. 1912: Nicht mehr behandelt.
138	Kaufmann 15000 *M* Eink.	58	Nervös, doch regelmäß. tätig.	1906	,,	Kopf- u. Brustkontusion	Kopfschm., Schwindel, Vergeßl., Benommenheit, Mattigk., Schmerzen in Beinen u. Rükken, Herzbeschw., schl. Schlaf.	Zitt. d. Hände, Schwanken nach mehrmal. Bücken; Depression	— Heilverfahren	1908: 75000	$66^2/_3$	$66^2/_3$	Jan. 1912: *voll erwerbsfähig*, sehr tätig, fast tägl. auf Reisen.	Okt. 1911: *Besserung*, noch „stark morbophobisch“.
139	Fabrikant 5000 *M* Eink.	40	Alkoholismus, doch erwerbsf.	1906	Fall beim Aussteigen	,,	Kopfschm., Schwindel, Vergeßl., Unruhe, Herzbeschwerden, Schlafl.	Depression.	— Prozeß	1910: 85000	60	70	Febr. 1912: *unverändert.*	
140	Bankbeamter 3600 *M* Eink.	28	Angebl. ges., voll erwerbsfähig	1906	Zugentgleisung	Kopf- u. Armkontusion	Armbeschw. klingen ab Kopfschmerz, Kopfdr., Vergeßl., Herzklopfen, Angst.	Reflexerhöh., Pulsbeschleunigung.	—	1907: 3000	100	mäßig	Dez. 1911: *voll erwerbsfähig.*	Dez. 1911: *Heilung.*
141	Reisender 4200 *M* Eink.	34	Allgem. Schwchl. Vor 10 J. Knieverletzung.	1906	,,	Kopf- u. Hüftkontusion	Kopfschmerz, Kopfdr., Schwindel, Ohrensaus., Brechreiz, Vergeßlichk. Angst, Erregb., Herzklopfen, Schlaflosigk.	Lebh. Reflexe, Zitt. d. Hände.	— Heilverfahren	1907: 15000	100	50	Dez. 1911: kränkl., *nicht voll erwerbsfähig.*	Jan. 1912: *Besserung.*
142	Holzhändler 6000 *M* Eink.	44	Angebl. ges., voll erwerbsfähig	1907	,,	Kopf- u. Armkontusion	Lok. Beschw. fixiert; Kopfschm., Schwindel, Ohrensausen, Schwerhörigkeit, Beklemmg., Angst.	Zittern d. recht. Hand.	1907—1908 Heilverfahren	1908: 25000	$66^2/_3$	50	Dez. 1911: seit einig. Zeit *wieder tätig— Besserung.*	Okt. 1911: Nicht mehr behandelt.

Nr.	Personalien		Vorgeschichte	Unfall			Krankheitsbild		Entschäd.-verfahren		Erwerbsbeschränkung		Auskunft	
	soziale Stellung	Alter Jahre		Jahr	Gelegenheitsursache	Trauma	subjektiv	objektiv	Rente	Abfindg. ℳ	anfangs %	zuletzt %	Behörde:	Arzt:
143	Zahnarzt	?	Angebl. ges., voll erwerbsfähig	1907	Zusammenstoß	Kopf- u. Brustkontusion	Herzbeschwerd., starke Depression.	Depression.	— Heilverfahren	1910: 295000	100	100 für dauernd	—	Jan. 1912: *Besserung*, Praxis in mäßig. Umfang.
144	Kaufmann 3000 ℳ Eink.	35	,,	1907	Zugentgleisung	Kopf- u. Beinkontusion	Lok. Beschw. fixiert; später nervöse Erregung.	Lokal nihil. Glykosurie.	—	1908: 960	100	0	Dez. 1911: ansch. gesund, *voll erwerbsfähig*, o. Beh.	Jan. 1912: *Heilung* seit Febr. 1908.
145	Verkäuferin 480 ℳ Eink.	24	Allgem. Schwchl. ab. arb.-fähig.	1907	Zusammenstoß	,,	Kopfschmerz, Kopfdr., Schwindel, Müdigkeit, schl. Schlaf, später Depression. Lok. Beschw. klingen ab.	?	—	1907: 1350	?	ziemlich hochgradig.	Dez. 1911: Wie oben.	Febr. 1912: *Heilung*.
146	Korbflechter, Invalide	41	1906 Komplizierter Beinbruch	1907	Zugentgleisung	,,	Lok. Beschw. fixiert; Kopfbeschwerden.	?	—	1908: 550	?	unverändert	Dez. 1911: schleppender Gang, ab. *wieder arbeitsfähig*, o. Behdl.	—
147	Agent 10000 ℳ Eink.	34	Angebl. ges., voll erwerbsfähig	1907	Zusammenstoß	,,	Lok. Beschw. fixiert; Kopfschm., Schwindel, Gedankenschwäche, Gesichtsschm., Absp., schl. Schlaf.	Zitt. d. Hände, Lebh. Sehnenreflexe, unregelm. Puls.	— Heilverfahren	1908: 8800	100	25—$33^1/_3$	März 1912: Erhebl. *Besserung* (eig. Angabe).	April 1912: *Heilung*.

148	Reisender 2800 *M* Eink.	23	Blutarm Voll erwerbsfähig	1907	Zugentgleisung	Kopf- u. Armkontusion	Schwindel, mangelnde Konzentration, Müdigkeit, Angst, Unruhe, Schlaflosigkeit.	Zitt. der Hand, Pulsbeschleunigung.	— Heilverfahren	1909: 7500	100	50	April 1912: *Besserung*, nur noch zeitw. Beschw. (eig. Angabe).	Febr. 1912: *Heilung*, voll erwerbsfähig.
149	Buchbinder 2000 *M* Eink.	46	Weg. Nervosität, Knie- u. Lungenl. zeitw. arbeitsunfähig.	1907	,,	Kopf- u. Kniekontusion	Lok. Beschw. fixiert. Kopfbeschwerden.	Zitt. d. Hände, lebh. Reflexe.	Heilverf. Prozeß Urteil (1910): 20 % R. b. z. 70. J.	—	100	20	Nov. 1911: Klage d. Pat. auf Rentenerhöhung, ang. *Verschlimmerung*.	—
150	Kaufmann 2400 *M* Eink.	?	Angebl. ges., voll erwerbsfähig	1907	Zusammenstoß	Kopf- u. Schulterkontusion	Lok. Beschw. klingen ab; Kopfschm., Vergeßl., Erregb., schlecht. Appetit u. schl. Schlaf, Zittern.	?	— Heilverfahren	1907: 2300	100	unwesentlich	Dez. 1911: ansch. gesund, o. Behdlg., *voll erwerbsfähig*.	Dez. 1911: Nicht mehr behandelt.
151	Wirtin	55	Leidet s. ein. J. an Kopfschmerz	1908	,,	Kopf- u. Armkontusion	Lok. Beschw. klingen ab; Kopfschm., Übelkeit, Aufgeregth., schl. Schlaf.	Obj. nihil.	—	1908: 425 *M*	100	hochgradig	Dez. 1911: Wie oben.	Febr. 1912: Wie oben.
152	Anstreichersfrau	32	Nervosität, Enteropt. Hausarbeit.	1909	Wurde v. Feuerhaken a. Kopf u. Halsgetr.	Kopfkontus., Augenverletz.	Lok. Beschw. fixiert; Kopfschm., Schwindel, Rauschen i. Kopf, Müdigkeit, schl. Schlaf.	Hornhautverletzung. Später psych. Depression.	— Prozeß	1911: 2000 2 J. Vorbeh.			Dez. 1911: Wie oben. nur Augenbeschwerden.	

Nr.	*Personalien*		*Vorgeschichte*	*Unfall*			*Krankheitsbild*		*Entschäd.-verfahren*		*Erwerbsbeschränkung*		*Auskunft*	
	soziale Stellung	Alter Jahre		Jahr	Gelegenheitsursache	Trauma	subjektiv	objektiv	Rente	Abfindg. ℳ	anfangs %	zuletzt %	Behörde:	Arzt:
153	Metzgersfrau	37	Angebl. ges., voll erwerbsfähig	1908	Zugentgleisung	Kopf- u. Armkontusion	Kopfschm., Schwindel, Ohrensausen, schlecht. Schlaf, Sehstör., Herzklopfen, später Depression.	Diagn.: Gehirnerschütterung. Später Depress., Hemianästhesie.	—	1911: 9000	100	15	Jan. 1912: ansch.gesund, ohne Behdlg., doch *noch nicht voll erwerbsfähig.*	März 1912: *Heilung*, voll erwerbsfähig seit April 1911.
154	Fabrikant	36	,,	1911	,,	Kontusion an Kopf, Arm, Bein, Brust.	Lok. Beschw. klingen ab; Kopfschm., Ohrensausen. SpäterUnruhe, Erregbarkeit, schlecht. Schlaf.	Lebh. Reflexe, Puls beschleun., arythmisch.	—	1911: 1200	100	?	Dez. 1911: ansch.gesund, ohne Behdlg., *voll erwerbsfähig.*	Nov. 1911: An *Heilung* grenzende Besserung, noch zeitw. Ohrenrausch. — *voll erwerbsfähig.*
155	Reisender	36	Herzstörungen, Schwindelgef., erbl. belastet.	1911	,,	Kopf- u. Beinkontusion	Lok. Beschw. klingen ab; Kopfschm., Benommenheit, Schwindel, Angst, Unruhe, Aufgeregtheit, Schlafmangel.	Zitt. d. Hände, Lidflattern, Pulsbeschleunigung.	—	1911: 1200	?	,unwesentlich'	Dez. 1911: nervös, doch *regelmäßig tätig.*	Dez. 1911: Nicht mehr behandelt.
156	Arbeiterfrau	34	Schwchl. Gallenbläsenl., chron. Bronch.	1911	Zusammenstoß	Kopf- u. Rückenkontusion	Kopf- u. Rückenschm., Gedächtnisschwäche, Mattigkeit, Menstruationsstörungen.	Druckschmerz, Pulsbeschleunigung.	—	1911: 250	60	60	Dez. 1911: ansch.gesund, ohne Behdlg., *voll arbeitsfähig.*	Nov. 1911: *Besserung*, noch Rückenschm. u. schl. Schlaf.

157	Fuhrmann	17	Angebl. ges., voll erwerbsfähig	1911	V. Wag. geschl.	Kopf- u. Beinkontusion	Kopfschm., Schwindel.	Diagn.: Schwere Gehirnerschütterung.	—	1911: 200	100	?	Dez. 1911: Wie oben.	—
158	Ingenieur 2700 ℳ Eink.	36	,,	1911	Zugentgleisung	,,	Lok. Beschw., Kopfschmerz, Erbrechen, Ermüdung, Angst bei Bahnfahrt.	Diagn.: Gehirnerschütterung.	—	1911: 500	100	?	Dez. 1911: Wie oben.	Dez. 1911: *Heilung.*
159	Techniker 1500 ℳ Eink.	22	,,	1907	Zusammenstoß	Kopfkontus. u. allgem. Ersch. u. Schreck ?	Allg. Müdigk., Kopfdr., Stiche, Gedächtnisstörung. Rückenschmerz., Schwindel, Schwitzen, Kältegefühl, Herzkl., Magendruck, Verfolg.-ideen, Gehörshalluzinationen.	Tremor, Romb., Pulsbeschleun., Lebh. d. Sehnen u. Periostrefl., Hemianästhes., Schwitz., später starke psych. Veränderung.	1907—1911 Heilverf. Prozeß	1911: 70000	100	100	Dez. 1911: ansch. *unverändert* — ohne Beschäftig., ohne Behdlg.	—
160	Kaufmann 2600 ℳ Eink.	44	1 × Knie verl. d. Fall, sonst ang. ges. u. voll erwerbsf.	1906	Zugentgleisung	Allg. Erschütt. u. Fußkontusion	Lok. Beschw. klingen ab, ab. Abgeschlagenh., Unlust z. Arbeit, Kopfschmerz, schl. Schlaf, Angst.	Anfangs lokale Schwellung. Später nihil.	—	1906: 1000	100	15	Dez. 1911: ansch. gesund, ohne Behdlg., *voll erwerbsfähig.*	—
161	Buchbindermeister	58	Nervös, Arteriosklerose, aber arbeitsfähig.	1906	Fall a. d. Bahnsteig	Allg. Erschütt. u. Fußkontusion	Lok. Beschw. fixiert; Kraftlosigk., Schmerz. in Brust, Rücken; später Kopfdruck, Aufgeregtheit, schl. Schlaf, gedrückte Stimmung.	Lidflatt., Romberg, Zittern d. Hände, druckempfindl. Zonen	—	1906: 21840	66²/₃	66²/₃	Dez. 1911: kränkl., *nicht voll arbeitsfähig*, noch in Behandlung.	Jan. 1911: *geringe Besserung*, sehr erwerbsbeschr.

Nr.	Personalien: soziale Stellung	Personalien: Alter Jahre	Vorgeschichte	Unfall: Jahr	Unfall: Gelegenheitsursache	Unfall: Trauma	Krankheitsbild: subjektiv	Krankheitsbild: objektiv	Entschäd.-verfahren: Rente	Entschäd.-verfahren: Abfindg. *M*	Erwerbsbeschränkung: anfangs %	Erwerbsbeschränkung: zuletzt %	Auskunft: Behörde:	Auskunft: Arzt:
162	Kaufmann	48	Angebl. ges., voll erwerbsfähig	1906	Zugentgleisung	Allg. Erschütt., Arm- u. Beinkontusion	Lok. Beschw. klingen ab; aber ständ. Erreg., Müdigkeit, Abspanng., Unfähigkeit zur Arbeit, zeitw. Kopfschm., schl. Schlaf u. Appetit.	Lokal nihil. Lebhafte Knierefl., druckempfindl. Zonen, leichte Pulsbeschleunigung.	—	1906: 11000	100	?	Dez. 1911: *voll erwerbsfähig.*	Jan. 1911: *Heilung.*
163	Kaufmann	31	Starker Nikotingenuß. Voll erwerbsfh.	1906	,,	Allg. Erschütt., Armkontusion	Lok. Beschw. klingen ab; allg. Abspann., Erregb., Kopfdruck, sp. starke psych. Verstimmung.	Zitt. d. Hände, Später Depression.	—	1908: 2500	,teilweise'	0	Dez. 1911: *gesunder Eindruck, voll erwerbsfähig.*	—
164	Haustochter o. Beruf	23	Angebl. gesund u. arbeitsfähig	1897	Zusammenstoß	Schreck, Kopftr. Beinbruch.	Zuckungen, Zwerchfellkrämpfe, Verdauungsstörung, „Nervenzerrüttung".	Lok. glatte Heilung. Hyster. Anfälle.	Heilverf. Vergl. 1900: 3000 *M* Rente	—	100	100	Rentenempfängerin. 1910 vorübergeh. weg. Verschwend. entmünd. 1911 noch i. Behdl.	1908: *unverändert* „tiefgehend. Zerrüttung des Nervensystems"
165	Kaufmann 18750 *M* Eink.	30	,,	1898	Zugentgleisung	Schreck, Kopftr., Armkontus.	Aufgeregtheit, Unruhe, Angst, Schreckh., Herzklopfen, Kopfdruck, Schlafl., später starke Verstimmung.	Lok. nihil. Pulsbeschl., Zittern der Hände, Reflexerhöh., Hyperästhesie; Depression.	Prozeß V. 1903 an 2000 *M* Rt. f. Heilkosten	1903: 120000	75	75 für -dauernd	1909: durch Spekulation die ganze Abfindungssumme verloren.	Okt. 1911: bedeutende *Besserung*, ab. noch untätig.

166	Reisender 3000 *M* Eink.	26	1906 Sehnenzerr. — v. V.-Ges. entschäd. Spät. angebl. ges. voll erw.-fähig	1906	,,	,,	Lok. Beschw. klingen ab; Erregb., Angst, Schreckh., Herzklopf., Schlafl., Hörstör., Vergeßl., Schwindel, Verstimmung.	Lebh. Reflexe, Zitt. d. Hände, Pulsbeschleunigung, Depression.	— Heilverfahren	1907: 21500	100	40—50	Nov. 1911: *Heilung* nach einig. Monat., *voll erwerbsfähig* (eig. Angabe).	Febr. 1912: *Heilung*. 1911 neuer Eisenb.-unfall: Nervenchok — Herzneurose — 5000 *M* Abfindung.
167	Kaufmannsfrau	53	?	1908	,,	Schreck, Kopftr., Kniekontusion	Unruhe, schreckh. Tr., Angst, Schreckh., Erregb., Kopfschmerz, Schwindel; lok. Beschwerden klingen ab.	?	—	1909: 350	?	unverändert	Dez. 1911: ansch.gesund, ohne Behdlg., *voll arbeitsfähig.*	März. 1912: *Heilung.*
168	Reisender	40	Angebl. ges., voll erwerbsfähig	1908	,,	,,	Allg. Erregung, Schlaflosigk., Kopfschmerz, Stiche, psych. Verstimmung.	Pulsbeschleunigung, druckempfindl. Zonen	—	1909: 8000	100	50 für 2 J.	Dez. 1911: ohne Behdlg., *voll erwerbsfähig.*	Jan. 1912: *Heilung.*
169	Reisender	62	,,	1910	Zusammenstoß	Schreck, Kopf- u. Handkontusion	Allg. Erregung, Lähmungsgefühl, Herzbeschw., Kopfschmerz, Kopfdr., Schwind. Lok. Beschw. klingen ab.	?	—	1910: 500	100	?	Dez. 1911: Wie oben (eig. Angabe).	Nov. 1911: Nicht mehr behandelt.
170	Agent	?	Potator	1907	Zugentgleisung	Kopf-, Hand-, Kniekontusion; allg. Ersch.	Kopfschm., Schwindel, Ohrensausen, Vergeßl., allg. Ermüdbark., lok. Schmerzen.	Beule am Kopf, „Handverstauchung". Lebh. Sehnen- u. Periostreflexe. Lok. Sensibilitätsstörung.	— Heilverfahren	1908: 19200	60	$33^1/_3$	Jan. 1912: *erwerbsfähig* (Gastw.), doch noch period. krank — *unverändert?*	—

Nr.	*Personalien*		*Vorgeschichte*	*Unfall*			*Krankheitsbild*		*Entschäd.-verfahren*		*Erwerbsbeschränkung*		*Auskunft*	
	soziale Stellung	Alter Jahre		Jahr	Gelegenheitsursache	Trauma	subjektiv	objektiv	Rente	Abfindg. ℳ	anfang %	zuletzt %	Behörde:	Arzt:
171	Arbeiter 900 ℳ Eink.	30	Potator	1904	?	Handverletzung?	Lok. Beschw., Zuckungen in Beinen u. Brustmuskeln.	Diagn.: Myocl. Form von Hysterie.	—	(10000)	100	100	Wegen *Betruges (Simulat.)* zu 1 J. Gef. verurteilt.	—
172	Reisender 1200 ℳ Eink.	28	Wegen Diebst. vorbestr.	1902	Fall aus dem Zug	Rückenkontusion	Zuckungen, Zitt., allg. Schwäche, Schmerzen, Schwindel, schl. Appetit. „Lähmung" der r. Seite.	Diagn.: Hysterie	1903 —1905 Prozeß	1905: 22000	100	100	Nach Abfind. *vollständig gesund.*	—
				1908	Verletz. d. Steinwurf?		?	?	abgelehnt.	—	—	—	—	Dez. 1911: Nicht mehr behandelt — „grober Simulant".
				1909	Fall aus dem Zug	Kopfkontusion	„Lähmung" der linken Seite.	Diagn.: Hysterie	Klage abgewies.	—	—	—	April 1912: Seit Abweisg. (1911) *völlig gesund.*	
173	Kaufmann	?	Seit Jahren aufgeregt, nervös.	1907	Angebl. Verletz. d. herabfallendes Gepäck.	Kopftr.?	Kopfschmerzen, allg. Nervosität.	Diagn.: Neurasthenie. Schrammen im Gesicht.	abgelehnt.	—	100	15—20	*Unfall simuliert.*	—

Literaturverzeichnis.

1. Babinski: La définition de l'hystérie (Soc. de neur., séance, 7. nov.). Zentr. f. Nervenh. u. Psych., Bd. XXV, 1902.
2. Ders.: Ma conception de l'hystérie et de l'hypnotisme. 1906.
3. Bailey: Prognos. of traumat. Hyst. Med. Record. Aug. 24. 1901.
4. Becker: Die Simulation von Krankheiten und ihre Beurteilung. Leipzig 1908.
5. Bernhardt und Kronthal: Fall von sogen. traumat. Neurose mit Sektionsbefund. Neur. Zentralbl. 1890.
6. Billström: Studien über die Prognose traumatischer Neurosen. Hygiea. Nov. 1910; ref. Münch. m. W. 1911, 10.
7. Binswanger in Nothnagels spez. Pathol. u. Ther.
8. Biss: Beiträge aus der Praxis usw. Ärztl. Sachverständ.-Zeitg. 1904. Nr. 13 u. 14.
9. Ders.: Was lehren die Akten der Berufsgen. usw.? Ebenda. 1910. Nr. 22.
10. Bonhoeffer: Allg. Zeitschr. f. Psych. Bd. 68, H. 3, 1911.
11. Bruns: Die traumat. Neurosen in Nothnagel, Bd. XII. 1901.
12. Ders.: Die Unfallsneurosen. Encyclopäd. Jahrb. Bd. VIII.
13. Charcot: Neue Vorlesungen über die Krankheiten des Nervensystems. Deutsch 1886.
14. Cramer in Binswanger und Siemerling, Lehrbuch der Psychiatrie, 3. Aufl. 1911.
15. Ders.: Die Begutachtung der nervösen Unfallerkrankungen usw. Deutsche med. W. 1912, 12.
16. Dormann: Über traumatische Neurose. Zeitschr. f. Bahn- und Bahnkassenärzte 1909, 3.
17. Dubois: Über die Definition der Hysterie. Korrespondenzbl. für Schweizer Ärzte. 1911, 19.
18. Erichsen: On railway and other injuries of the nervous system. London 1866. Deutsch von Kelp, Oldenburg 1868.
19. Ewald: Die traumatischen Neurosen und die Unfallgesetzgebung. Medizin. Klin. 1908, ref. M. m. W. 1909, 13.
20. Flatau: Neur. ohne Entschädigungsansprüche. Zeitschr. für prakt. Ärzte. 1898, 8.
21. Francotte: Quelques observations usw. Bull. de l'Acad. royale de Méd. de Belgique. 28. 2. 03.
22. Friedel: Zur Prognose der traumat. Neurose. Mon. f. Psych. u. Neurol. Bd. XXV, 3.
23. Friedensburg: Das Jubiläum unserer Sozialpolitik. Rhein. Ärzte-Korrespond. 1910, 25 u. 26.
24. Friedmann: Arch. f. Psych. 1891.
25. Ders.: Zeitschr. f. Nervenheilkunde. IX. 1897.
26. Ders.: Psych. Erkr. nach Gehirnersch. Arch. f. Psych. Bd. 42, 1.
27. Ders.: Grundlage und Prognose der Kommotionsneurosen. D. m. W. 1910, 15 u. 16.
28. Fry: Traumatic hyst. usw. Philadelph. med. Journ. 1901, 9., ref. Mon. f. Unfallh. 1902, 11.
29. Gaupp: Einfluß der deutschen Unfallgesetzgebung usw. M. m. W. 1906, 46.

30. Goldscheider: Die Bedeutung der Reize für Path. u. Ther. im Lichte der Neuronlehre. Leipzig 1898.
31. Ders.: Zur Theorie der traumat. Neurosen. Ref. Mon. f. Unfallheilk. 1902, 7.
32. Hoche: Prorektoratsrede. Freiburg i. Br. 1910.
33. Huguenin: Die Prognose der traum. Neur. Korrespondenzblatt f. Schweizer Ärzte. 1904, 19.
34. Kraus in Mehring's Lehrb. d. inneren Med. 6. A. 1909.
35. Kühne in Thiem's Handb. d. Unfallerkrankungen. II. A. 1910.
36. Laquer: Die Heilbarkeit nervöser Unfallsfolgen. Halle 1912.
37. Merzbacher: Einige statist. Bemerkungen über Unfallneurosen. Zentralbl. f. Nervenh. u. Psych. 1906.
38. Mittelhäuser: Über Unfall und Nervenerkrankung. 1905.
39. Möbius: Über die gegenwärtige Auffassung der Hysterie; ref. Mon. f. Unfallh. 1895.
40. Müller: Über die Beziehungen von seelischen Empfindungen zu Herzstörungen. Münch. m. W. 1906, 1.
41. Nägeli: Nachuntersuch. bei traum. Neur. Korrespondenzbl. f. Schweizer Ärzte. 1910, 2 u. 3.
42. Nonne: Unfallneurosen. Deutsche med. W. 1910, 47.
43. Ders.: Münch. med. W. 1912, 13.
44. Oppenheim: Arch. f. Psych. XVI. 1885.
45. Ders.: Die traumatischen Neurosen. Berlin. I. Aufl. 1889. II. Aufl. 1892.
46. Ders.: Lehrb. der Nervenkrankheiten. 5. Aufl. 1908.
47. Page: Injur. of the spine etc. II. edit. London 1885. Deutsch von Placzek 1892.
48. Quincke: Schles. Zeitung. 1903.
49. Richter: Über Verlauf traumatischer Neurosen. Berl. Klin. Heft 74. 1895.
50. Riegler: Über die Folgen der Verletzungen auf Eisenbahnen. Berlin 1879.
51. Rigler: Die Bekämpfung der traumat. Neurose usw. Zeitschrift f. Versicherungsmedizin. 1909, 6.
52. v. Romberg: Über Wesen und Behandlung der Hysterie. D. m. W. 1910, 16.
53. Sachs: Die Unfallneurose. Breslau 1909.
54. Sachs und Freund: Erkr. d. Nerven nach Unfällen. Berlin 1899.
55. Sänger: Die Beurteilung der Nervenerkrankungen nach Unfall. Stuttgart 1896.
56. Ders.: Nervöse Folgezustände nach Eisenbahnunfällen. Mon. f. Psych. u. Neurol. Bd. X. 1901.
57. Schaller: Unfallneurose. Diss. Tübingen 1910.
58. Schultze: Sammlung klin. Vortr. 1890.
59. Ders.: Weiteres über Nervenerkrankungen nach Trauma. Zeitschr. f. Nervenheilkde.
60. Schultze und Stursberg: Erfahrungen über Neurosen nach Unfällen. Wiesbaden 1912.
61. Schuster und Mendel: Traum. Nervenkrankh. bei Kindern. Mon. f. Unf. 1899, 6.
62. Schwarz: Über zerebrale Zustände nach Traumen. St. Petersbg. med. Woch. 1907, 7.
63. Seligmüller: Deutsche med. Woch. 1890.
64. Sperling und Kronthal: Neurol. Centralbl. 1889.
65. Stierlin: Nerv. u. psychische Störungen nach Katastrophen. Deutsche med. Woch. 1911, 44.
66. Strümpell: Über die traumat. Neurosen. Referat auf. d. 12. Kongr. f. i. M. Wiesbaden 1893.

67. Ders.: Über die Untersuchung, Beurteilung usw. Münch. med. Woch. 1895, 49 u. 50.
68. Ders.: Lehrb. d. spez. Path. u. Ther. 18. Aufl. 1912.
69. Stursberg: Über die Häufigkeit der Unfallneurosen. Neurol. Zentralbl. 1911.
70. Verhoogen: Sur le pronostic de l'hyst. traumat. Journ. méd. de Brux. 1903, 33.
71. Wassermeyer: Über den Verlauf posttraumatischer Nervenkrankheiten. Diss. Bonn 1902.
72. Westphal: Arch. f. Psych. Bd. 28.
73. Ders. in Binswanger und Siemerling. 3. Aufl. 1911.
74. Wimmer: Über die Prognose der traumat. Neurose. Zentr. f. Nervenheilkde. u. Psych. 1906; s. a. Laquer.
75. Windscheid: Über Hirnerschütterung. Deutsche med. Woch. 1910, 1.
76. Ders. im Handb. d. sozialen Med. von Fürstner und Windscheid.

Sachregister.

S.

T.

U.

V.

Z.

MIX
Papier | Fördert gute Waldnutzung
FSC® C083411

Zeitfracht Medien GmbH
Ferdinand-Jühlke-Straße 7
99095 Erfurt, Deutschland
produktsicherheit@kolibri360.de